Richtig essen in der Stillzeit

Wohlbefinden für Mutter und Kind

Autorin: Dagmar von Cramm | Fotos: Jörn Rynio

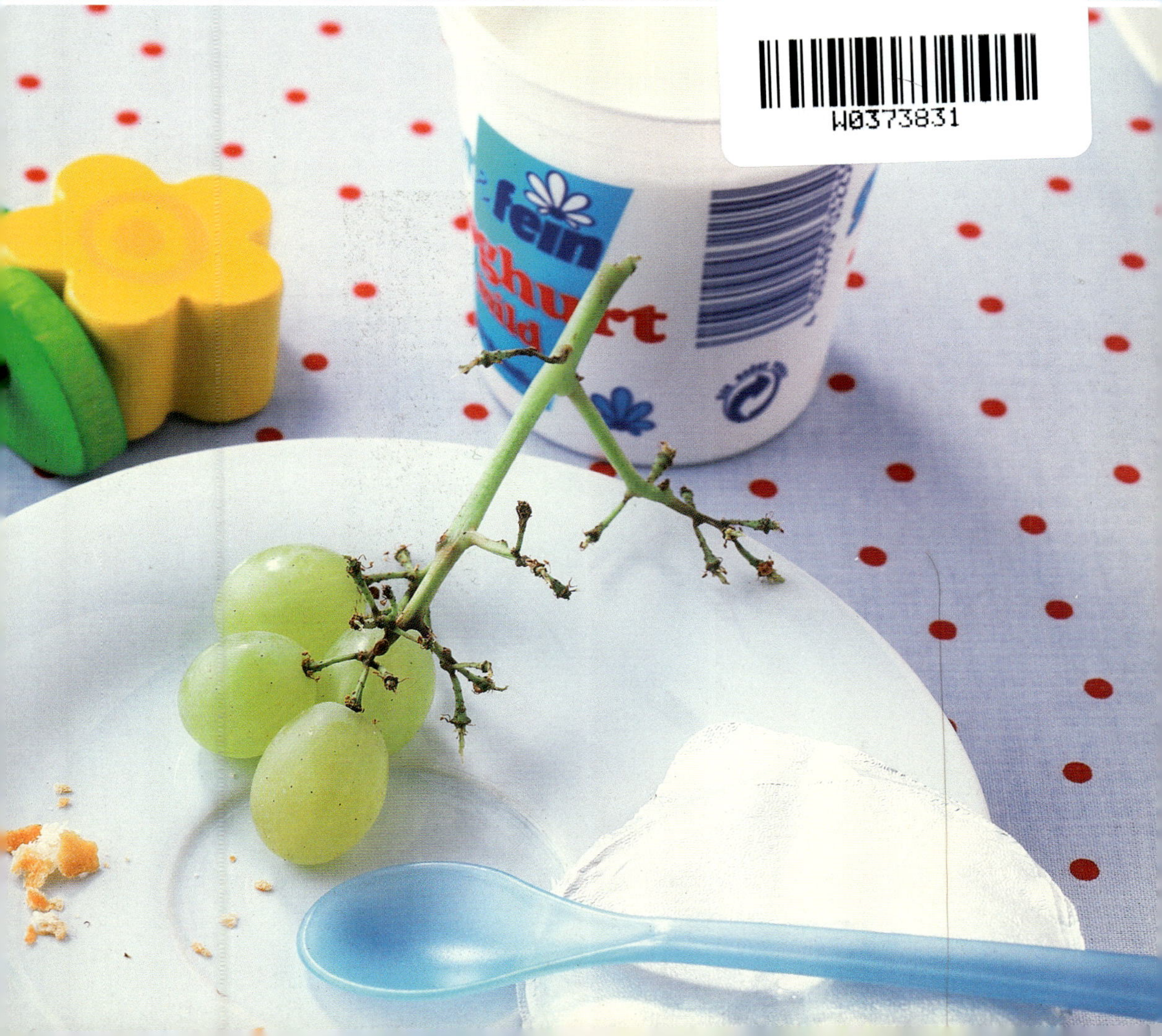

Inhalt

Die Theorie

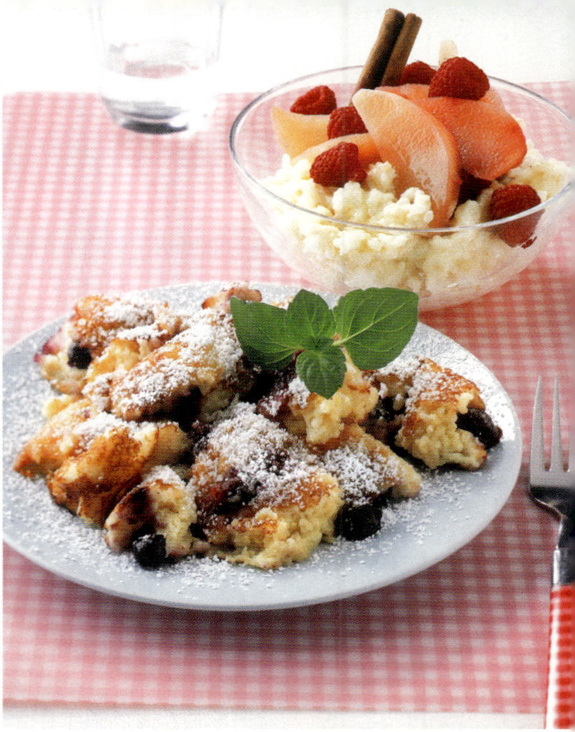

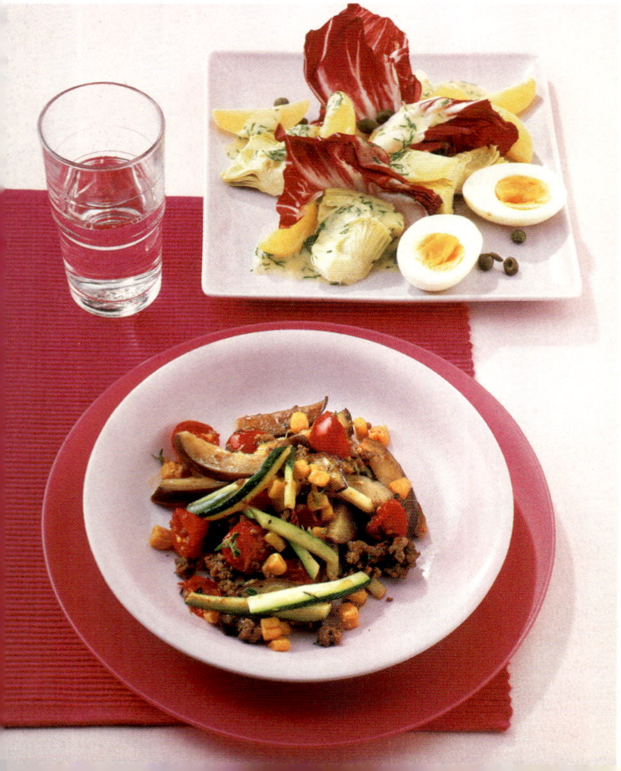

Die Rezepte

Extra

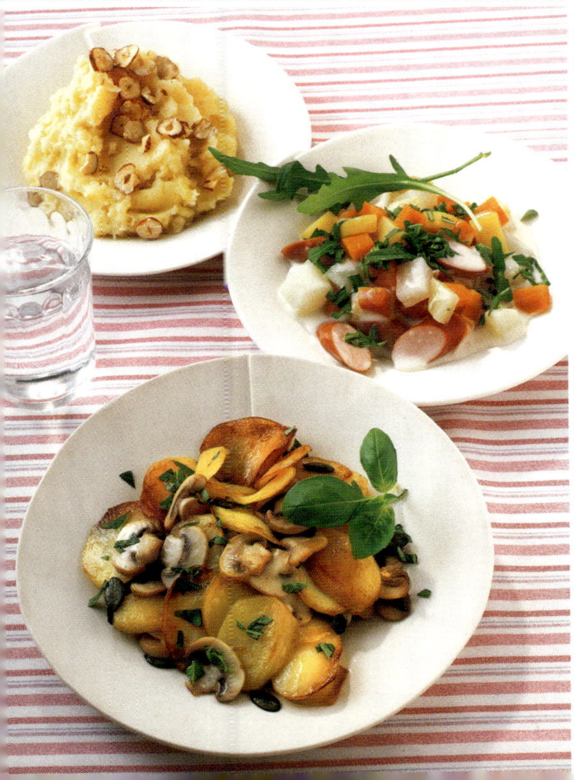

Eine wunderbare Erfahrung

Stillen ist nicht nur die natürlichste Sache der Welt – es ist das Beste, was Sie Ihrem Baby mitgeben können. Ich möchte Ihnen mit einfachen Ratschlägen das Stillen erleichtern. Ganz besonders wichtig sind aufbauende Rezepte, denn Ihr Bedarf an Nährstoffen ist gerade jetzt enorm. Und Stillen muss nicht an die Substanz gehen. Sie finden in diesem Buch feine, schnelle, bekömmliche Mahlzeiten für sich, die auch dem Baby gut tun. Außerdem Raffiniertes für zwei und Gutes für den Vorrat.
Und zum Schluss kommen Sie mit meiner Diät wieder in Form!

Dagmar Frfr. v. Cramm

Das Wunder des Stillens

1 | Stillen lässt sich lernen

Nach der Entbindung sind Sie und Ihr Kind wahrscheinlich erst mal hellwach und bereit zum Stillen bzw. Trinken. In Babys erster Lebensstunde ist der Saugreflex besonders ausgeprägt: Nutzen Sie dies und legen Sie Ihr Kind direkt nach dem Abnabeln an. Die Hebamme wird Ihnen dabei helfen – sie weiß am besten, wie Sie Ihr Kind halten sollten und was Sie tun können, damit es die Warze samt Brusthof mit seinem kleinen Mund umfasst. Nuckelt es nämlich nur an der Warze, kann das sehr unangenehm sein.

Was aber, wenn Sie beide nach der Geburt zu erschöpft sind? Sie sollten vor allem auf keinen Fall zufüttern. So bald und so häufig wie möglich anlegen und nicht aufgeben. Dann werden Sie die Anfangsschwierigkeiten schnell vergessen haben.

2 | Die Vormilch

Anfangs wird Ihr Kind nur einen Fingerhut Milch bekommen – die ist aber besonders wertvoll! Diese »Vormilch« hat einen besonders hohen Gehalt an Mineralstoffen und Antikörpern, die Ihr Kind schützen!
Wenn Sie Ihr Baby in den ersten Tagen häufig anlegen, braucht es keine andere Flüssigkeit. Außerdem schießt dann die Milch erheblich sanfter ein. Das kann bis zu 3 oder 4 Tage nach der Geburt dauern: Ihr Busen scheint dann förmlich zu explodieren. Wenn Sie Ihr Kind in dieser Phase stündlich anlegen, baut sich kein Druck in der Brust auf; das ist für Sie angenehmer und Ihr Baby kann leichter trinken.

STILLFREUNDLICHES KRANKENHAUS

Erkundigen Sie sich nach folgenden Gesichtspunkten:

- ✗ Infos & Tipps zum Stillen schon für Schwangere (Geburtsvorbereitung)
- ✗ Möglichkeit, das Kind in den ersten 30 Minuten nach der Geburt anzulegen
- ✗ Kompetente Hilfe beim Anlegen nach der Entbindung
- ✗ Keine Zufütterung (auch von Tee und Wasser) bei gesunden Neugeborenen
- ✗ 24 Stunden Rooming-in
- ✗ Keine Gummisauger oder Schnuller für gestillte Babys
- ✗ Guter Kontakt zu Stillgruppen

STILLFREUNDLICHES KRANKENHAUS
Eine Initiative von WHO und unicef

> *WHO und Unicef zertifizieren stillfreundliche Krankenhäuser nach bestimmten Anforderungen. Adressen finden Sie unter: www.stillfreundlicheskrankenhaus.de*

3 | Was Muttermilch so gut macht

Sie ist maßgeschneidert für die Bedürfnisse des Kindes:

- Viel Milchzucker sorgt für gesunde Darmflora und weichen Stuhl, Molkenprotein ist besonders leicht verdaulich, die Fettsäuren Linol- und Arachidonsäure beeinflussen die Gehirnentwicklung positiv, Immunoglobuline schützen vor Bakterien und Allergenen.
- Ist das Baby krank, verändert sich sogar die Zusammensetzung der Muttermilch: Sie enthält bis zu fünfmal mehr Abwehrstoffe!
- Im Sommer ist die Milch »dünner«, im Winter kalorienreicher.
- Die Milchmenge richtet sich nach der Nachfrage und pendelt sich auf den Hunger Ihres Kindes ein. Während der kindlichen Wachstumsschübe können sich die Abstände der Stillmahlzeiten verringern – bis Ihre Milchproduktion hinterher gekommen ist. Dann können Sie wieder den gewohnten Rhythmus einführen.
- Außerdem kennt Ihr Kind Ihre Geschmacksvorlieben schon aus dem Mutterleib – und erkennt sie wieder.

4 | Bewusste Ernährung ist wichtig

Mineralstoffe wie Kalzium, Eisen oder Magnesium holt sich Ihr Kind aus Ihren Speichern. Doch wenn die Mutter hungert, sinkt der Fettgehalt der Muttermilch – das Baby bekommt also nicht genügend Kalorien. Und auch die meisten B-Vitamine bekommt Ihr Kind nur ausreichend, wenn Sie selbst gut versorgt sind. Es lohnt sich also für Ihre eigene Gesundheit und die gute Entwicklung Ihres Babys, das Mehr an Kalorien bewusst auszuwählen. Denn Ihr Bedarf an Mineralstoffen wie Eisen und Jod sowie an allen Vitaminen steigt viel stärker als der Kalorienbedarf (s. Seite 8).

5 | Was beim Stillen passiert

Die Milch ist gut verpackt in den Brüsten – sonst würden Mütter ja ständig auslaufen! Erst der Reiz beim Saugen – manchmal auch der bloße Gedanke ans Baby – setzt das Hormon Oxytocin frei und löst den Milchflussreflex aus. Die Milch schießt durch die Milchgänge zur Warze und Ihr Baby kann trinken. Gleichzeitig zieht sich die Gebärmutter zusammen: Stillen fördert also die Rückbildung. Stress, Angst, Kälte können den Reflex manchmal stören. Deshalb sind Entspannung, Geborgenheit und Wärme beim Stillen besonders wichtig. Sind Sie nach einigen Wochen routiniert, können Sie überall und jederzeit ganz entspannt stillen …

6 | Wohlgefühl beim Stillen

Richten Sie sich eine Kuschelecke mit Stillkissen ein, wo Sie ungestört, ganz entspannt und bequem stillen können. Stellen Sie eine Thermoskanne mit Ihrem Lieblingsgetränk bereit. Vielleicht auch etwas Obst, einen wärmenden Schal für den Rücken oder Ihre Lieblingslektüre.

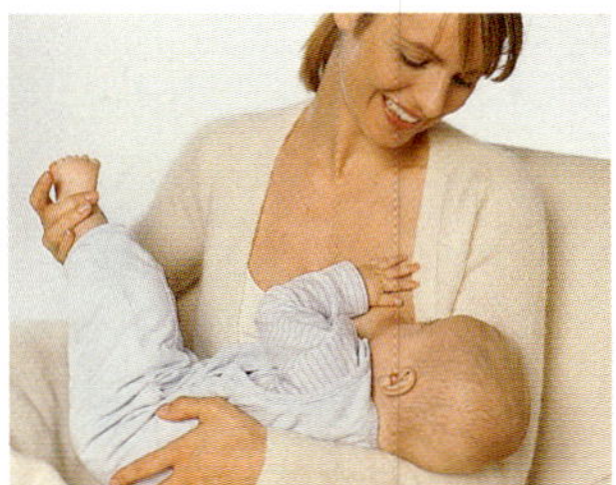

1 *Um eine angenehme Atmosphäre zu schaffen, sollten Sie es sich beim Stillen bequem machen.*

7 | Gestillte Babys haben's besser

Sie sind klüger, werden seltener krank und haben ein geringeres Risiko, später in ihrem Leben übergewichtig zu werden.
Das haben Untersuchungen ergeben; die Gründe dafür sind noch nicht eindeutig bekannt. Ein Beispiel: Muttermilch riecht und schmeckt jeden Tag anders – Flaschenmilch immer gleich. Wahrscheinlich hat das einen Einfluss auf das spätere Ernährungsverhalten.
Auch die Zusammensetzung der Muttermilch spielt wohl eine Rolle. Kinder, die neun Monate gestillt wurden, waren mit einem Jahr 1 cm kleiner und 900 g leichter als »Flaschenkinder« – eine gute Voraussetzung für späteres Normalgewicht.

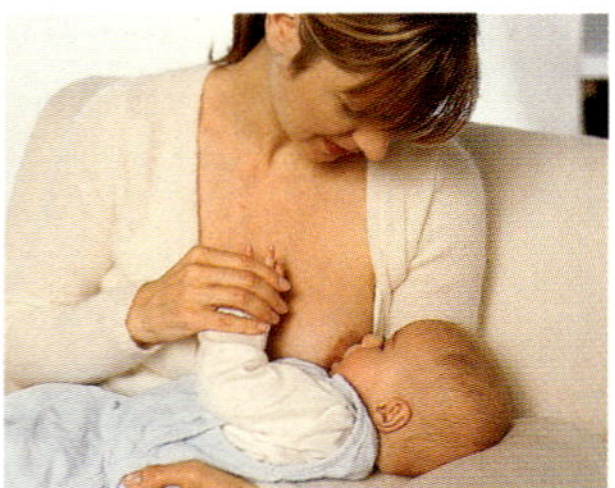

1 *Das Stillen schafft eine intensive Beziehung zwischen Mutter und Kind.*

8 | Wie oft, wie lang, wie viel stillen?

Darüber müssen Sie sich nicht so viele Gedanken machen. Sie merken mit der Zeit, wenn Ihr Baby hungrig ist – und es weiß instinktiv, wann es satt ist. Während es in den ersten Tagen immer nur einige Minuten trinkt, saugt es später an jeder Brust zwischen 10 und 20 Minuten. Lassen Sie es immer eine Brust leer trinken: Die Milch ist anfangs als Durstlöscher dünner, die Endmilch enthält dann mehr Fett und ist sättigender. Beim nächsten Stillen immer an der letzten Brust beginnen, damit jede einmal ganz leer getrunken wird. Markieren Sie den BH-Träger an der betreffenden Seite.
Einen festen Trinkrhythmus wird Ihr Baby in den ersten Wochen schwer finden. Sobald sich aber Angebot und Nachfrage eingespielt haben, sollten Sie Trinkpausen von mindestens 2 Stunden einhalten. Das beugt auch Blähungen vor. Bei Wachstumsschüben können die Abstände zum Ankurbeln der Produktion allerdings vorübergehend kürzer werden. Die Nachtmahlzeit wird Ihr Kind etwas länger brauchen – es hat einen enormen Kalorienbedarf und einen noch kleinen Magen.
Übrigens: Ein voll gestilltes Baby braucht selbst im Hochsommer weder Tee noch Wasser! Ihre Milch verdünnt sich durch die Hitze automatisch und Ihr Baby wird entsprechend mehr trinken. Das heißt, Sie selber sollten noch mehr trinken, denn Sie brauchen viel mehr Flüssigkeit durchs Schwitzen und die Milchproduktion.

INFO

So klappt's

Ihr Kind sollte mit seinem Mund den ganzen Vorhof, nicht nur die Warze umfassen. Wenn Sie es von der Brust lösen möchten, den kleinen Finger behutsam in seinen Mundwinkel schieben, um den Saugdruck zu senken. Das Kind nicht einfach von der Brust ziehen, das tut weh!

9 | Zufüttern und weiterstillen?

Muttermilch deckt im 1. Halbjahr alle Bedürfnisse Ihres Kindes – toll, wenn Sie sechs Monate voll stillen. Danach braucht Ihr Baby vor allem Eisen – deshalb ist es Zeit für den Kartoffel-Möhren-Fleisch-Brei mittags. Nach und nach können ein Getreide-Obst-Brei nachmittags und ein Milchbrei abends dazukommen (mehr dazu im GU-Küchen-Ratgeber »Kochen für Babys«). Sie können morgens und abends weiter stillen – Ihr Kind braucht dann überhaupt keine Flasche, denn ab 9 Monaten kann es aus der Trinklerntasse trinken. Nach und nach wird Ihre Milchproduktion durch das seltenere Anlegen zurückgehen und durch Kleinkindkost ersetzt werden. Wenn Sie aber im 1. Halbjahr mit der Flasche zufüttern, kann das den Abstillprozess einleiten: Die Nachfrage an der Brust geht zurück, die Produktion ebenfalls. Außerdem ist es für das Baby weniger anstrengend, aus der Flasche zu trinken – deshalb könnte es an der Brust trinkfaul werden.

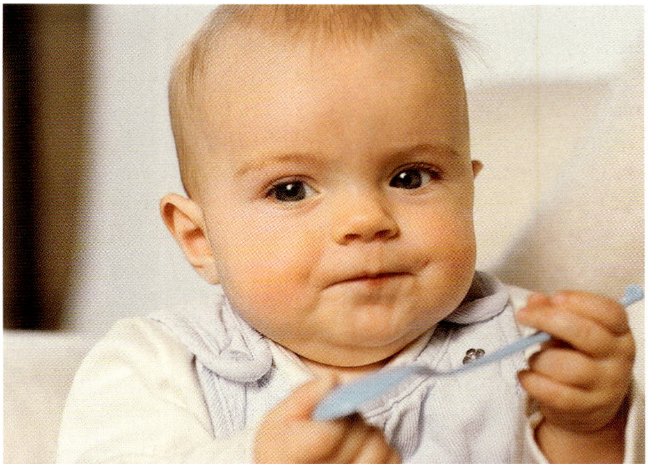

2 *Wer lange stillt, kann auf die Flasche verzichten. Den Löffel braucht Ihr Baby frühestens ab dem 5. Monat.*

INFO

So wächst der Appetit

Diese Tabelle soll Ihnen nur eine Vorstellung geben; sie soll Sie nicht zu einer Kontrolle der Trinkmenge verleiten.

Alter	Trinkmenge
1 Tag	20 ml
1 Woche	400–500 ml
4 Wochen	700–820 ml
2 Monate	825–970 ml
4 Monate	1–1,3 l
6 Monate	1 l + Beikost

10 | Wenn das Kind nicht trinken mag

Bei Stillproblemen hilft Ihnen am besten eine Hebamme – die Krankenkasse zahlt in den ersten 10 Tagen tägliche Besuche und bis Ende des Mutterschutzes bis zu acht weitere Hausbesuche. Danach können noch zwei Besuche zur Stillberatung abgerechnet werden. Wenn es Probleme gibt, kann der Kinder- oder Hausarzt jederzeit einen Besuch verschreiben.

Ist Ihr Baby trinkfaul, sollten Sie es vorübergehend in kürzeren Abständen anlegen, also »aufpäppeln«, auch wenn es sich nicht meldet. Vielleicht braucht es einfach einen kleinen Anfangsschub.

Wenn Sie sich körperlich stark angestrengt haben, kann sich auch der Milchgeschmack verändern – meiden Sie körperliche Höchstleistung vor dem Stillen.

Darauf kommt's an

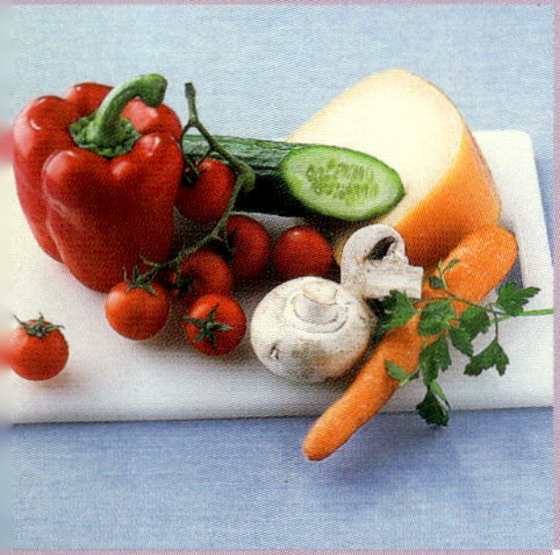

Extra-Kalorien – aber welche?

Wer voll stillt, braucht bis zu 600 Kalorien mehr – zu Beginn und zum Ende der Stillzeit weniger. Bei Stress greift man da gern zum Schokoriegel.

➤ Besser ist es, den höheren Bedarf z.T. mit magerem Eiweiß – Fisch, Fleisch, Ei und Milchprodukten – zu decken.

➤ Als Notration für Heißhunger ist eine Tüte Studentenfutter die gesunde Alternative.

➤ Vollkorngetreide liefert jede Menge Ballaststoffe – ein Müsli ist eine schnelle Zwischenmahlzeit mit hohem Nährwert.

➤ Mehrfach ungesättigte Fettsäuren sind ebenfalls wichtig: Fürs Gemüse und im Salat am besten Rapsöl und Nüsse verwenden.

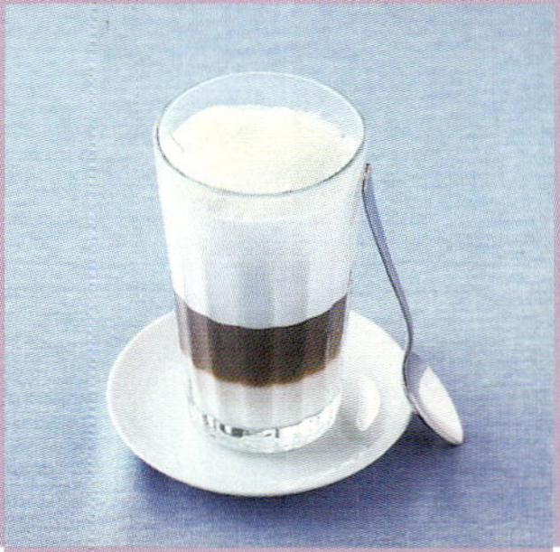

Viel mehr Flüssigkeit

Ohne stetige Flüssigkeitszufuhr von außen gibt's keine Milch! Das bedeutet: 3–5 l über den Tag verteilt trinken.

➤ Heiße Getränke sind gut für die Milchbildung: Stellen Sie Milchbildungstee (s. GU Erfolgstipp 10, Seite 65) oder abgekochtes Wasser in der Thermoskanne bereit.

➤ Machen Sie sich Latte Macchiato mit Malzkaffee (Latte Karo, s. Seite 33).

➤ Trinken Sie lieber Fruchtsaftschorle statt zuckrige Limonaden.

➤ Trinken Sie bevorzugt hydrogenkarbonatreiches Wasser: Das hilft gegen Sodbrennen und Übersäuerung.

➤ Trinken Sie jedes Mal beim Stillen selber ein Glas.

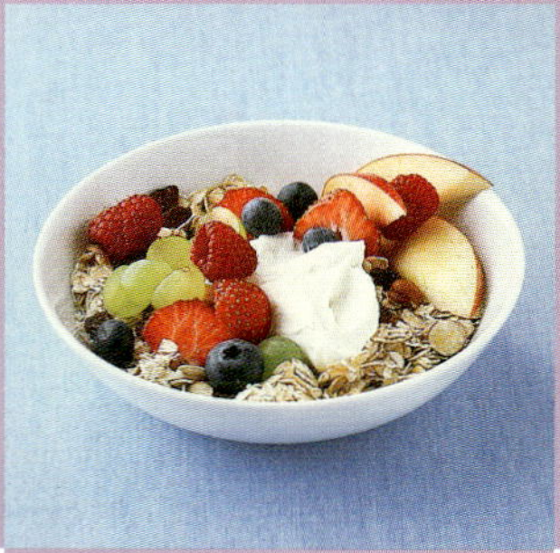

Vitamine & Mineralstoffe

Durch die Milchbildung steigt Ihr Bedarf an Vitaminen und Mineralstoffen überproportional an. Das bedeutet: Jede Kalorie muss mehr Nährstoffe liefern als sonst.

➤ Essen Sie täglich mindestens 2 Stück Obst wie Banane, Apfel oder Birne. Trockenobst im Müsli und Direktsaft zählen ebenfalls.

➤ Gemüse roh knabbern oder auf Vorrat kochen – am besten dreimal am Tag essen.

➤ 1/2 l Milch oder 500 g Joghurt oder 100 g Käse (unter 40 % Fett) liefern genug Kalzium.

➤ Für Jod sorgen Jodsalz und viel Seefisch, für Eisen mageres, dunkles Fleisch oder Sesam.

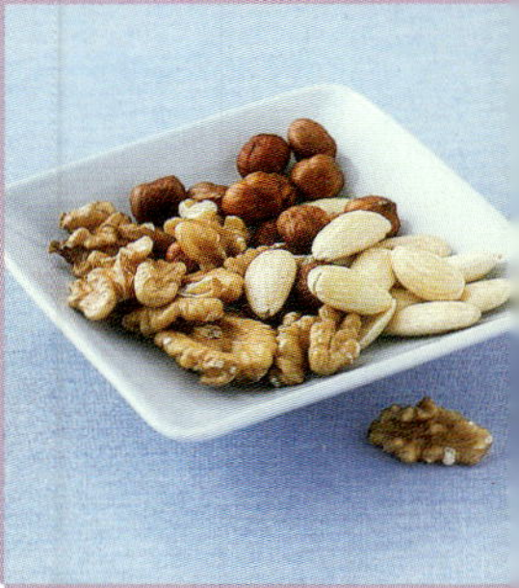

Milchbildend

Studien über den Effekt von milchbildenden Speisen gibt es nicht, wohl aber Erfahrungswerte. Dabei sind Wahrheit und Ammenmärchen schwer zu trennen. Probieren Sie's aus (s. Seite 64/65)

➤ Milde Getreidespeiser aus Weizen, Hafer, Hirse und Gerste sind günstig.

➤ Die Gewürze Anis, Kümmel, Kreuzkümmel wirken positiv.

➤ Mandeln und anderen Nüssen sagt man eine wohltuende Wirkung nach; sie versorgen mit Eiweiß, Fettsäuren und Mineralstoffen.

➤ Hefe als Flocken und Malzbier sollen ebenfalls günstig wirken.

➤ Am wichtigsten sind fü Sie immer noch Ruhe und Schlaf und viel und oft trinken.

Vorsicht bei ...

... Alkoholgenuss

➤ Nach etwa 1 Stunde hat die Milch denselben Alkoholspiegel wie das mütterliche Blut. Ihr Baby aber kann diesen Alkohol kaum abbauen – er wirkt wie Gift. Verzichten Sie deshalb auf alkoholische Getränke. Wenn Sie ausnahmsweise ein Gläschen Sekt zur Entspannung trinken, dann am besten nach dem Stillen, 2–3 Stunden vor der nächsten Mahlzeit.

... Blähendem

➤ Empfindliche Babys können mit Blähungen reagieren, wenn Sie Kohlarten wie Wirsing, Sauerkraut, Rot- und Weißkohl, Zwiebeln, Lauch, Knoblauch, Spargel oder Schwarzwurzeln essen. Brokkoli, Blumenkohl und Kohlrabi sind milder. Verzichten Sie nicht von vornherein auf »problematische« Gemüse: Sie sind wertvoll und die meisten Babys zeigen keine Reaktionen.

... Kaffee, Cola und Tee

➤ Koffein ist nicht nur in Kaffee, Espresso und Cola, sondern auch in schwarzem und grünem Tee enthalten. Es geht in die Muttermilch über: Ihr Baby wird munter und braucht mehr als 3 Tage, um das Koffein wieder abzubauen. Also lieber koffeinfreien Kaffee oder Malzkaffe bzw. Rotbusch-, Lapacho- oder einen milden Kräutertee trinken.

... Süßem

➤ Die Hormonumstellung und der Kalziumverlust machen Ihre Zähne anfällig. Das ist ein Grund, auf Süßigkeiten zu verzichten. Der andere: Zucker liefert nur Kalorien, ohne andere wertvolle Nährstoffe. Das ist in der Stillzeit mit Ihrem hohen Bedarf fatal. Besser mit Obst, Honig, Vollrohrzucker und Dicksäften süßen.

... Saurem

➤ Wenn Sie Zitrusfrüchte, Ananas, Kiwi, Beeren und auch Essig zu sich nehmen, kann (muss aber nicht!) Ihr Baby wund werden. Verzichten Sie deshalb nicht grundlos – testen Sie die Verträglichkeit aus. Banane, Birne, süße Äpfel, Pfirsich, Mango, Trauben und Kompott sind besser verträglich. Apfelessig ebenfalls. Trauben- und Apfelsaft sind besonders mild.

... Scharfem

➤ Auch hier gilt: probieren! Chili, Ingwer, Pfeffer, Curry, scharfer Senf und Paprikapulver können die zarte Haut Ihres Kindes reizen. Sehr intensive Aromen, auch von Kräutern, können Ihrem Kind den Appetit verderben. Andererseits ist es an Ihre Lieblingsgewürze gewöhnt – es gibt nämlich Geschmacksübertragung im Mutterleib übers Fruchtwasser!

Rat & Hilfe rund ums Stillen

Ich habe zu wenig Milch

➤ Eigentlich kann das gar nicht sein. Wenn, dann stimmen die Rahmenbedingungen im Alltag nicht. Trinken und essen Sie ausreichend? Legen Sie Ihr Kind häufig genug an?

Gönnen Sie sich Ruhe, wann immer möglich. Verbringen Sie auch mal einen ganzen Tag mit Ihrem Kind im Bett. Bitten Sie Familie und Freunde um Unterstützung, nehmen Sie diese an. Vertrauen Sie darauf: Sie haben so viel Milch, wie Ihr Kind braucht.

Hilfe, ich laufe über!

➤ Auch das gibt's. Reduzieren Sie Milchbildner (s. GU Erfolgstipps 1, 3, 5, 6, 8 und 10, Seite 64/65) auf Ihrem Speisezettel, trinken Sie weniger, halten Sie eine mindestens zweistündige Pause zwischen den einzelnen Stillzeiten ein. Legen Sie Ihr Baby an die zweite Brust, bevor die erste ganz leer getrunken ist. Auf keinen Fall zu Ihrer Erleichterung abpumpen. Wenn alles nicht hilft, fragen Sie den Frauenarzt.

Ist meine Milch belastet?

➤ Rückstände, die wir im Fettgewebe speichern, können in die Muttermilch gelangen. Ihre Belastung durch Pflanzenschutzmittel hat sich in den letzten Jahren halbiert, dafür ist der Anteil an anderen Stoffen, u.a. aus Kosmetika mit UV-Filtern, gestiegen. Je mehr Sie abnehmen, desto höher ist die Belastung. Untersuchungen der Muttermilch auf Belastung nehmen die Landesgesundheitsämter vor.

Stillen auf Distanz?

➤ Auch bei Berufstätigkeit oder Krankenhausaufenthalt können Sie weiterstillen: Pumpen Sie Ihre Milch ab und füllen Sie sie in eine sterile Babyflasche. Im Kühlschrank ist sie 24 Stunden haltbar, im Tiefkühlfach bis zu 2 Monate. Die Milch auf Trinktemperatur erwärmen, nicht kochen! Einmal erwärmte Milch nicht ein zweites Mal geben. Elektropumpen kann man in Apotheke oder Sanitätshaus mieten.

Mein Baby ist wund!

➤ In seltenen Fällen kann der Auslöser Ihre Ernährung sein: Zitrusfrüchte, Beeren, Schokolade oder Zucker, stark Saures werden verdächtigt. Lassen Sie diese Lebensmittel einige Tage weg (s. Seite 9). Ändert sich nichts, kann Ihr Essen nicht die Ursache sein. Konsultieren Sie Kinder- oder Hautarzt. Und essen Sie so abwechslungsreich wie zuvor.

Mein Baby hat ein Ekzem!

➤ Klären Sie erst mit dem Kinderarzt oder Hautarzt, ob es nicht z. B. harmloser Milchschorf ist. Ist es tatsächlich Neurodermitis, dann ist Stillen besonders wichtig. Füttern Sie möglichst spät, ab dem 5. Monat, zu (mehr dazu finden Sie in meinem GU Küchen-Ratgeber »Kochen für Babys«). Essen Sie Lebensmittel mit viel Omega-3-Fettsäuren: Raps-, Lein- und Borretschöl (Reformhaus), Lachs, Makrele und Hering.

Ein Elternteil ist Allergiker

Dann hat Ihr Kind ein 40–60%iges Risiko, auch eine Allergie zu entwickeln. Stillen kann dies Risiko reduzieren. Eine allergenarme Diät der Mutter bringt nichts, wohl aber langes Stillen. Das belegen Studien.

Nehmen Sie Kalziumpräparate, würzen Sie mit Jodsalz, versuchen Sie so vielseitig wie möglich zu essen.

Ich habe Verstopfung

Das noch lockere Gewebe und die Hormone machen den Darm träge. Viele Ballaststoffe, also Vollkorn, Gemüse und Obst, beschleunigen die Verdauung. Eingeweichte Trockenpflaumen, gelbe Leinsamen im Müsli und Milchzucker zum Süßen sind wirkungsvoll. Reichlich Trinken ist eine wichtige Voraussetzung für eine gute Verdauung. Nicht vergessen: Bewegung und Turnen regen die Darmperistaltik an.

Bei Brustentzündung weiterstillen?

Das ist unangenehm, aber möglich, letzten Endes sogar hilfreich: Die Milch muss ja abfließen, um den Druck zu reduzieren. Umschläge mit Quark oder essigsaurer Tonerde, kombiniert mit Coolpacks, beruhigen das Gewebe. Legen Sie den Stillschwerpunkt vorübergehend auf die gesunde Brust. Ihrem Baby bzw. der Milch schadet die Entzündung nicht. Nach der Heilung können Sie stillen wie zuvor.

Wie schütze ich wunde Warzen?

Vorbeugung hilft am besten: Pflegen Sie die Warzen mit Johanniskrautöl – das verträgt auch Ihr Baby. Lassen Sie nach dem Stillen die Milch auf den Warzen trocknen: Sie enthält heilende Substanzen. Lassen Sie Ihr Kind nicht unnötig lange an der Brust nuckeln. Achten Sie darauf, dass sein Mund den Vorhof mit umfasst. Ziehen Sie es nie von der Brust (s. Info, Seite 6). Bitten Sie Ihre Hebamme um Hilfe.

Stillen und Medikamente?

Hier ist der Arzt gefragt. Bei einem begrenzten Stillverbot lohnt es sich abzupumpen, um die »Produktion« am Laufen zu halten und danach weiter stillen zu können. Die Milch allerdings müssen Sie weggießen und zu Säuglingsmilchnahrung greifen. Bleiben Sie bei einer Marke und achten Sie auf eine feine Sauger-Lochung (mehr dazu finden Sie in meinem GU-Küchen-Ratgeber »Kochen für Babys«).

Zehrt Stillen wirklich?

Wenn Sie sich vollwertig und bewusst ernähren: Nein! Stillen unterstützt die Rückbildung und Sie bekommen Ihre alte Figur wieder. Allerdings sind Ihre Zähne besonders empfindlich und der Hunger Ihres Körpers nach essenziellen Nährstoffen groß. Sorgen Sie für Ruhephasen, schlafen Sie, wenn Ihr Baby schläft, pflegen Sie Ihre Zähne besonders gründlich und essen Sie gesund.

Schnell und unkompliziert

Ihr Körper braucht jetzt warme Mahlzeiten aus vielen wertvollen Zutaten. Schonend Gegartes ist für Sie oft verträglicher als Rohkost.

Gemüse, Kartoffeln, Fleisch und Fisch sind in den folgenden Rezepten optimal kombiniert. Die Wärme tut Ihnen gut und regt die Milchbildung an. Und die Rezepte sind so einfach, dass sich das Kochen auch für »nur« eine Person lohnt.

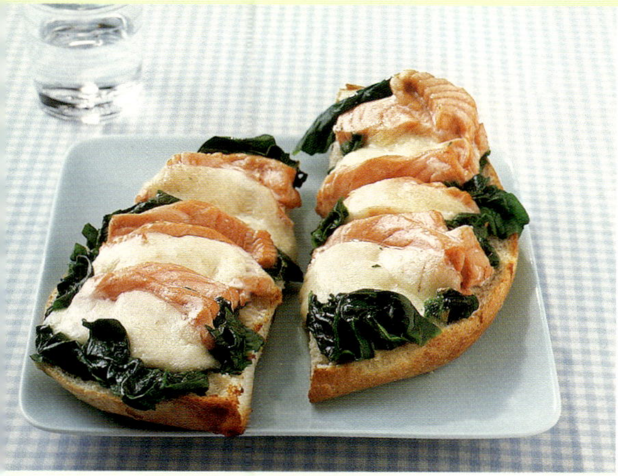

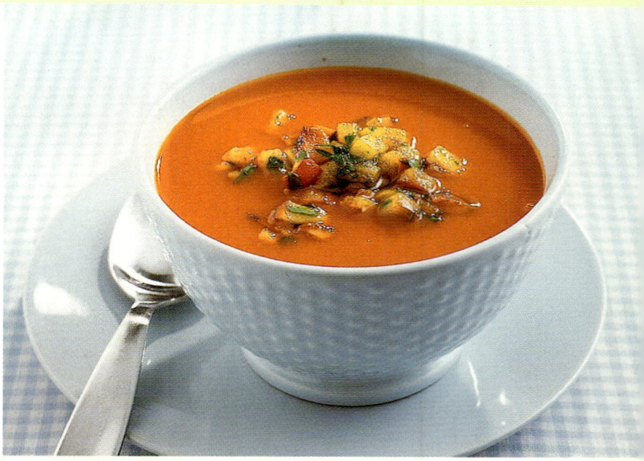

Blitzrezepte

Spinat-Lachs-Fladenbrot

FÜR 1 PERSON

- **100 g TK-Blattspinat | 1/2 Fladenbrot (15 cm ⌀) | Salz | Pfeffer | Muskatnuss | 150 g Lachsfilet | 1/2 Kugel Mozzarella**
- Ca.: 640 kcal, 49 g EW, 32 g F, 37 g KH

1 | Spinat auftauen, gut abtropfen lassen. Backofen auf 200° vorheizen. Brot quer halbieren. Spinat darauf verteilen, mit Salz, Pfeffer und etwas Muskat würzen.

2 | Lachs und Mozzarella in dünne Scheiben schneiden, auf das Brot legen. Im Ofen (unten, Umluft 180°) 10 Min. überbacken.

Exotische Möhrensuppe

FÜR 1 PERSON

- **1/2 Apfel | 1 EL Rapsöl | 1 TL Currypulver | 1 Babygläschen Möhren (190 g) 150 ml Hefebrühe | 150 ml Milch (oder Kokosmilch) | Salz | Pfeffer | Zucker 2 EL Apfelsaft | 1 EL gehackte Petersilie**
- Ca.: 300 kcal, 7 g EW, 17 g F, 26 g KH

1 | Apfel schälen, fein würfeln. Öl in einem Topf erhitzen, Apfel darin unter Rühren andünsten. Curry überstäuben.

2 | Möhrenmus, Brühe und Milch einrühren. Zum Kochen bringen. Suppe mit Salz, Pfeffer, 1 Prise Zucker und Apfelsaft abschmecken. Mit Petersilie bestreuen.

vollwertig | vegetarisch

Pilz-Kartoffel-Pfanne

FÜR 1 PERSON

- 300 g Kartoffeln
  150 g Champignons
  2 EL Kürbiskerne
  1–2 EL Butter
  Salz | Pfeffer
  3 EL gehacktes Basilikum (TK)

Zubereitung: 25 Min.

- Pro Portion ca.: 410 kcal, 15 g EW, 21 g F, 39 g KH

1 | Kartoffeln waschen und schälen, Champignons putzen. Beides in dünne Scheiben hobeln. Kürbiskerne grob hacken.

2 | Butter in einer beschichteten Pfanne zerlassen. Kartoffeln darin 5 Min. braten. Mit einem Pfannenwender durchrühren und in weiteren 5 Min. goldbraun braten. Salzen und pfeffern.

3 | Pilze und Kürbiskerne zugeben und 5 Min. mitbraten. Basilikum untermischen, abschmecken.

- Beilage: Tomatensalat

einfach | preiswert

Kartoffelragout

FÜR 1 PERSON

- 1 TL Butter | 1 TL Mehl
  150 g Kartoffeln
  150 g Möhren
  150 g Kohlrabi
  Salz | Pfeffer
  Muskatnuss | 200 ml Milch
  1–2 Wiener Würstchen
  1/2 Bund Rucola

Zubereitung: 25 Min.

- Pro Portion ca.: 535 kcal, 21 g EW, 31 g F, 41 g KH

1 | Butter und Mehl glatt vermischen und kalt stellen. Kartoffeln und Gemüse waschen, schälen und in 1 cm große Würfel schneiden. 100 ml Wasser mit etwas Salz und Gewürzen zum Kochen bringen, Gemüse darin zugedeckt 5 Min. kochen.

2 | Milch mit Flöckchen von der Mehlbutter zugeben und erhitzen, 5 Min. köcheln lassen. Wiener klein schneiden und im Ragout erwärmen.

3 | Ragout abschmecken. Rucola waschen, trockenschütteln und klein hacken. Aufs Ragout streuen.

Beilage | milchbildend

Kartoffel-Sellerie-Püree

FÜR 1 PERSON

- 200 g mehlig kochende Kartoffeln
  200 g Knollensellerie
  Salz | 100 ml Milch
  1 TL Butter
  Pfeffer | Muskatnuss
  1–2 EL Haselnussblättchen

Zubereitung: 15 Min.
Garzeit: 15–20 Min.

- Pro Portion ca.: 335 kcal, 11 g EW, 17 g F, 33 g KH

1 | Kartoffeln und Sellerie schälen und würfeln. Leicht salzen, in 100 ml Wasser zugedeckt bei mittlerer Hitze in 15–20 Min. weich kochen.

2 | Milch und Butter zugeben, erwärmen. Gemüse mit einem Kartoffelstampfer darin zerdrücken. Mit Salz, Pfeffer und etwas Muskat abschmecken.

3 | Haselnüsse in einer trockenen Pfanne rösten, bis sie duften. Aufs Püree streuen. Passt zu kurz gebratenem Fisch, Frikadelle, Würstchen oder einem wachsweichen Ei.

im Bild vorne: **Pilz-Kartoffel-Pfanne** *im Bild Mitte:* **Kartoffelragout** *im Bild hinten:* **Kartoffel-Sellerie-Püree**

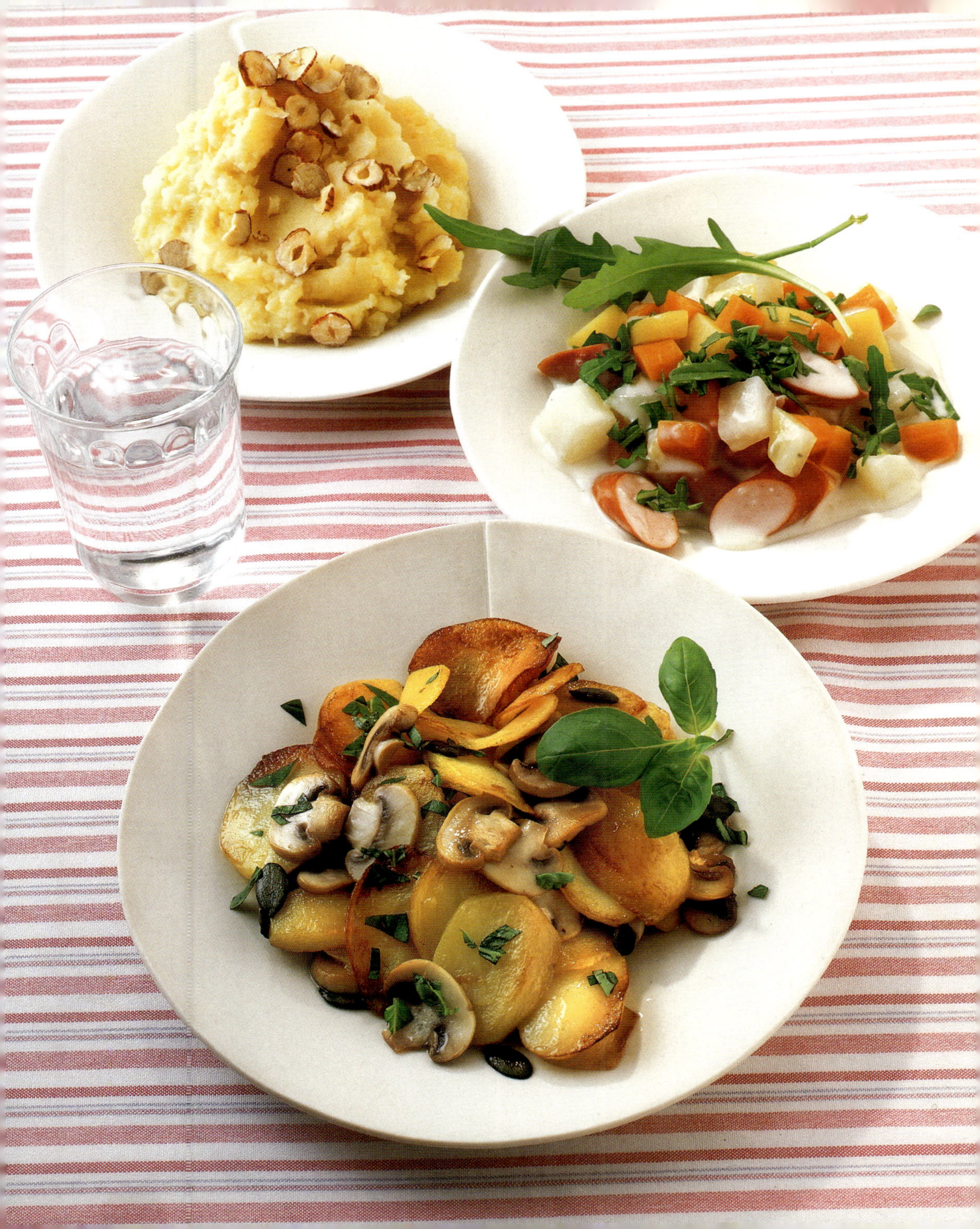

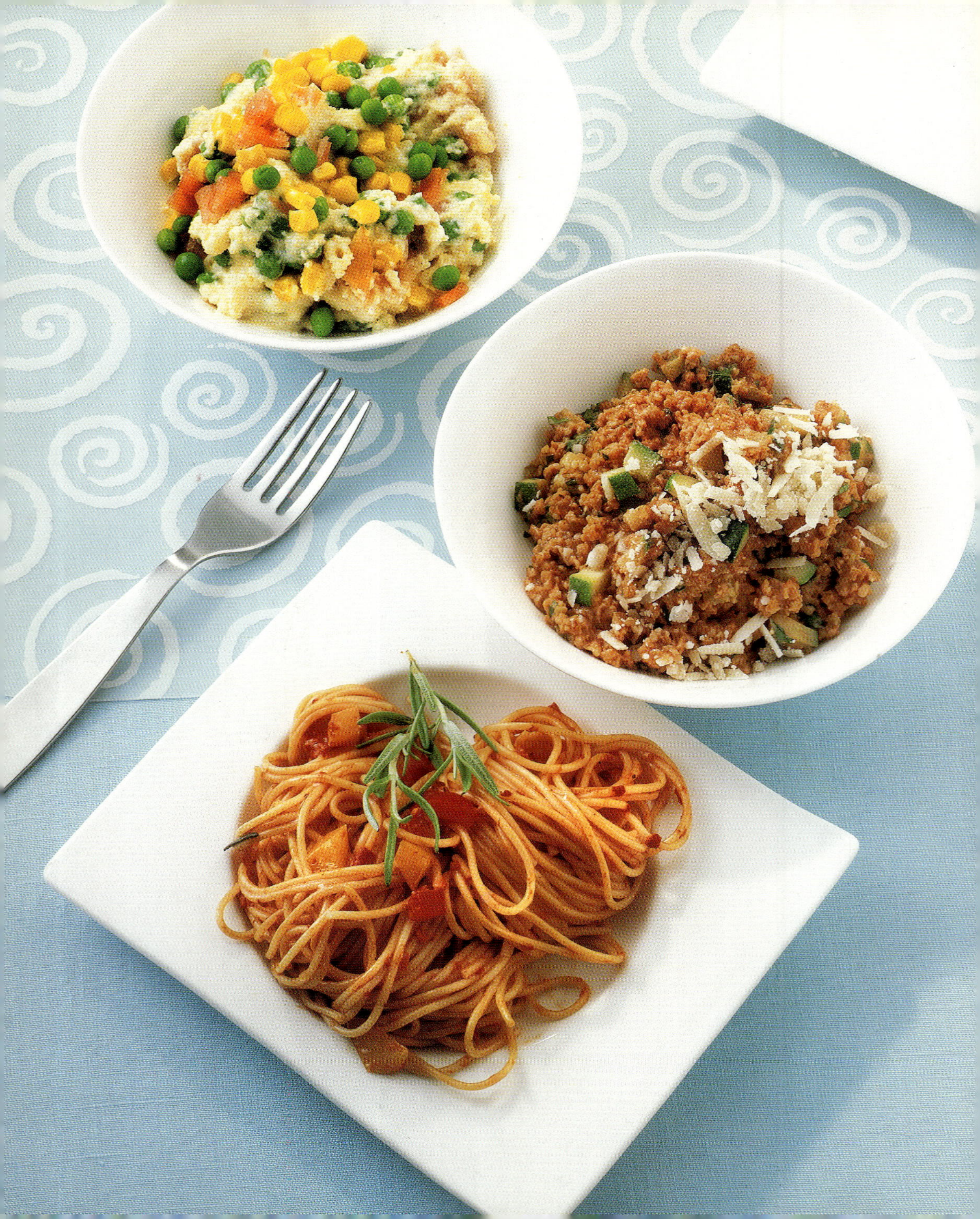

milchbildend

Grünkern-Risotto

FÜR 1 PERSON

- 1 kleiner Zucchino
- 1 EL Öl
- 80 g Grünkernschrot (mittelfein)
- 200 ml Tomatensaft
- Salz | Pfeffer
- 1 EL gehäufter Parmesan
- 2 EL gehacktes Basilikum
- 1 EL saure Sahne (20 % Fett)

Zubereitung: 20 Min.

Pro Portion ca.: 460 kcal, 17 g EW, 17 g F, 65 g KH

1 | Zucchino waschen, putzen und klein würfeln. Öl in einem Topf erhitzen. Zucchino darin kurz anbraten. Grünkern einstreuen und kurz mitdünsten. Tomatensaft und 100 ml Wasser angießen und mit Salz und Pfeffer würzen.

2 | Einmal aufkochen, dann zugedeckt 8–10 Min. köcheln lassen, bis der Grünkernschrot gar ist. Dabei öfters umrühren und bei Bedarf etwas Wasser nachgießen.

3 | Risotto mit Salz und Pfeffer abschmecken. Parmesan unterrühren. Kurz vor dem Servieren Basilikum und saure Sahne unterrühren.

vitaminreich | raffiniert

Paprika-Pasta

FÜR 1 PERSON

- 100 g Spaghettini | Salz
- je 1 kleine rote und gelbe Paprikaschote
- 1 EL Rapsöl
- 1 TL getrockneter Rosmarin
- 2 EL milder Ayvar (Glas)
- 2 EL Sahne | Pfeffer

Zubereitung: 20 Min.

Pro Portion ca.: 610 kcal, 17 g EW, 22 g F, 85 g KH

1 | Spaghettini nach Packungsangabe in reichlich Salzwasser bissfest kochen.

2 | Inzwischen Paprika waschen und putzen, klein würfeln. Öl in einer Pfanne erhitzen, Paprika mit Rosmarin darin 2 Min. braten.

3 | Ayvar und Sahne unterrühren, etwas einkochen lassen. Mit Salz und Pfeffer abschmecken. Spaghettini abtropfen lassen, untermischen.

kalziumreich | mild

Gemüsepolenta

FÜR 1 PERSON

- 300 ml Milch | Salz
- 80 g Polentagrieß
- 75 g Erbsen (TK)
- 75 g Maiskörner (Dose)
- 2 Scheiben Putenschinken
- 2 EL Schmand
- Pfeffer

Zubereitung: 25 Min.

Pro Portion ca.: 735 kcal, 38 g EW, 20 g F, 100 g KH

1 | Milch mit etwas Salz in einen Topf geben. Polenta mit einem Schneebesen in die kalte Milch rühren. Polenta aufkochen und unter ständigem Rühren 15 Min. köcheln lassen.

2 | Erbsen und Mais zugeben und nochmals 5 Min. bei schwacher Hitze ziehen lassen, ab und zu umrühren.

3 | Putenschinken klein würfeln und mit dem Schmand unter die Polenta ziehen. Alles mit Salz und Pfeffer abschmecken.

im Bild vorne: **Paprika-Pasta** *im Bild Mitte:* **Grünkern-Risotto** *im Bild hinten:* **Gemüsepolenta**

gut gegen Sodbrennen

Salatplatte

FÜR 1 PERSON

- 1 Ei
- 1/2 Kopf Radicchio (100 g)
- 3 Pellkartoffeln
- 1 kleine Dose Artischockenherzen (Einwaage 240 g)
- 1 TL milder Senf
- 1 EL Kapern- oder Artischockensud
- 3 EL Rapsöl
- Salz | Pfeffer
- 2 EL gehackter Dill (TK)
- 1–2 EL Kapern

Zubereitung: 20 Min.

Pro Portion ca.: 505 kcal, 13 g EW, 13 g F, 37 g KH

1 | Das Ei in 7 Min. wachsweich kochen, kalt abschrecken, schälen und längs halbieren.

2 | Radicchio waschen, in mundgerechte Stücke reißen. Kartoffeln pellen und in 1 cm schmale Spalten schneiden. Artischockenherzen abtropfen lassen und vierteln.

3 | Aus Senf, Sud, Öl und 1–2 EL Wasser eine Vinaigrette rühren, mit Salz, Pfeffer und Dill würzen. Vorbereitete Zutaten und die Kapern auf einem Teller anrichten, mit der Vinaigrette servieren.

Varianten: Servieren Sie Brot, wenn Sie keine Kartoffeln haben.
Statt Kapern passen auch Oliven.

eisenreich | mild

Wok-Ratatouille mit Rinderhack

FÜR 1 PERSON

- 1 Maiskolben (oder 100 g Mais aus der Dose)
- 1/2 kleine Aubergine
- 1/2 Zucchino
- 50 g Cocktailtomaten
- 1 EL Olivenöl
- 100 g Rinderhackfleisch
- Salz | Pfeffer
- Kräuter der Provence

Zubereitung: 25 Min.

Pro Portion ca.: 470 kcal, 30 g EW, 26 g F, 30 g KH

1 | Gemüse waschen und putzen. Vom Maiskolben die Körner schneiden, Aubergine und Zucchino in Stifte schneiden, Tomaten halbieren.

2 | Öl im Wok erhitzen. Hackfleisch darin rundherum anbraten, dabei zerstoßen, so dass es krümelig wird. Mit Salz, Pfeffer und Kräutern der Provence würzen.

3 | Aubergine, Zucchino und Mais zugeben, unter Rühren 5 Min. weiterbraten. Nach 5 Min. Tomaten zugeben. Nochmals abschmecken.

- Beilage: Baguette, Bulgur oder Couscous
- Vegetarische Variante: Gemüse ohne Hackfleisch braten und aus dem Wok nehmen. 1 Ei, 2 EL Milch, 1 EL Sesam und etwas Salz und Pfeffer verquirlen. Das Ei in 1 EL Öl im Wok zum Omelett braten, einmal wenden. Zum Gemüse servieren.

im Bild vorne: Wok-Ratatouille mit Rinderhack *im Bild hinten:* Salatplatte

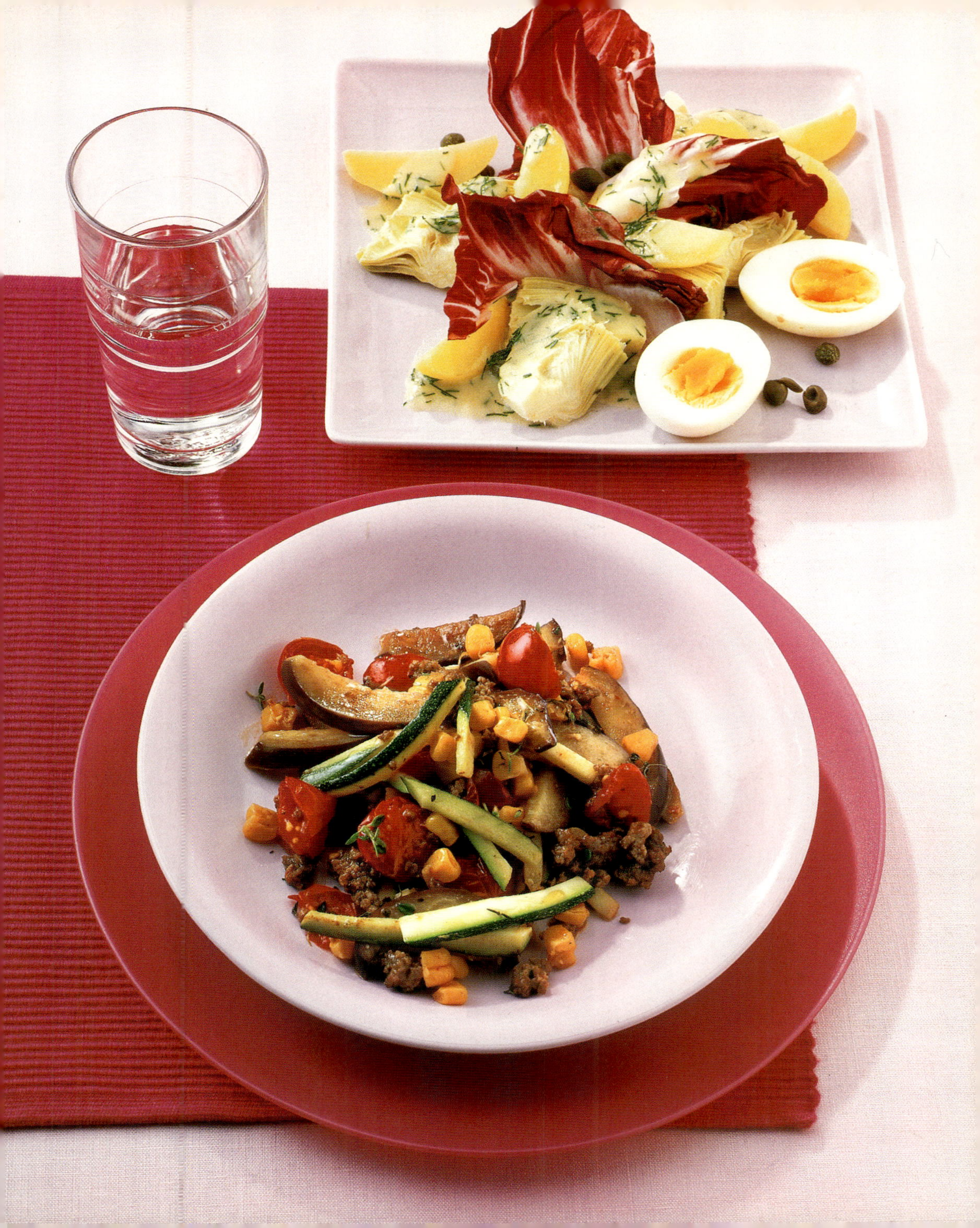

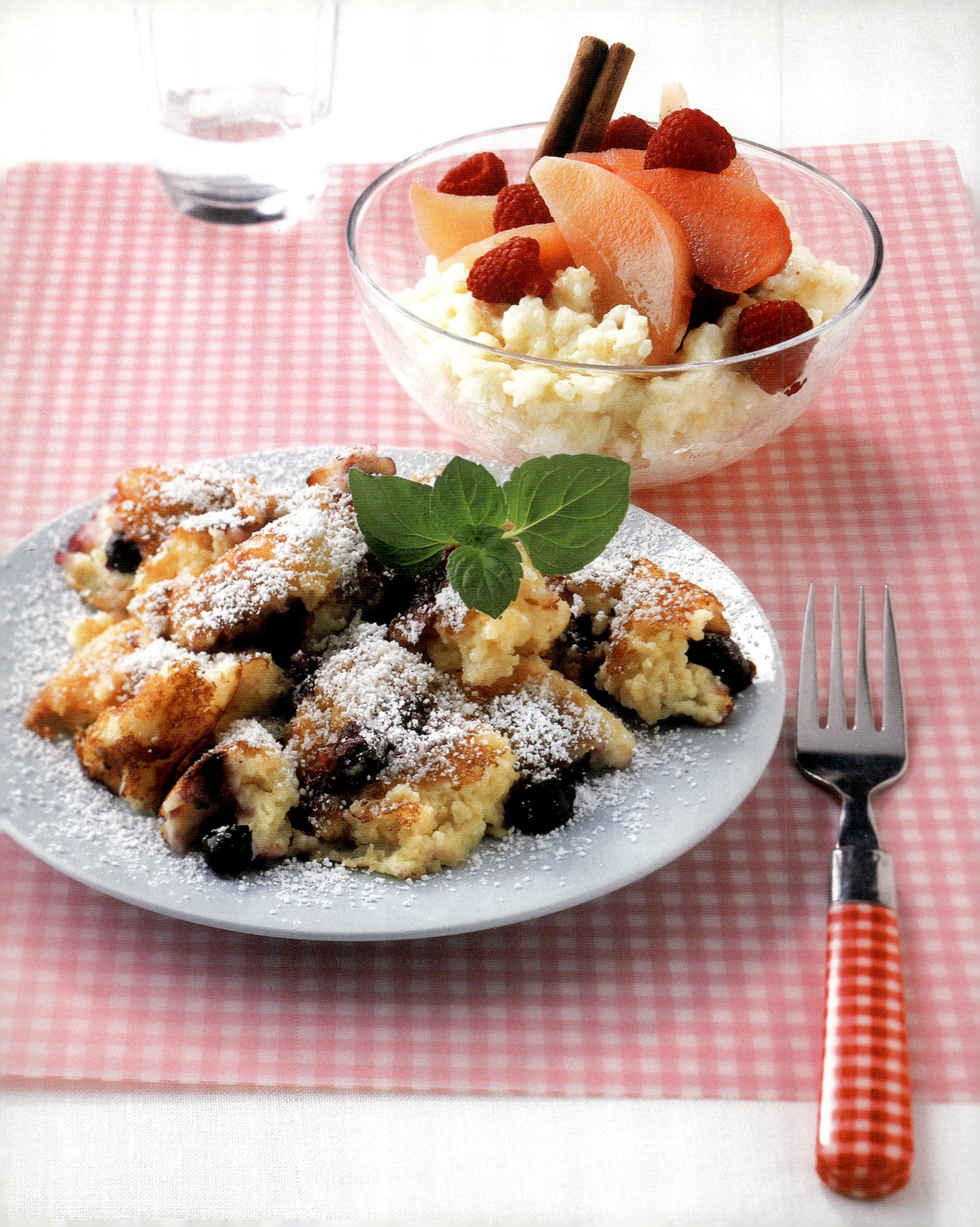

milchbildend | preiswert

Mandel-Milchreis mit Kompott

FÜR 1 PERSON

- 75 g Milchreis
- 1/4 l Milch
- 2 EL gehackte Mandeln
- Agavendicksaft oder Honig
- Salz | 1/4 TL Anis
- 1 großer, milder Apfel
- 1/2 Zimtstange
- 50 g Himbeeren (frisch oder TK)

Zubereitung: 25 Min.

- Pro Portion ca.: 620 kcal, 18 g EW, 20 g F, 92 g KH

1 | Milchreis mit Milch, Mandeln, 1 EL Agavendicksaft, 1 Prise Salz und Anis in einer großen Schüssel mischen.

2 | In der Mikrowelle bei 600 Watt zugedeckt in 3 Min. zum Kochen bringen. Alles gut durchrühren und bei 180 Watt zugedeckt 8 Min. in die Mikrowelle stellen. Umrühren und offen bei 180 Watt weitere 8 Min. garen.

3 | Inzwischen den Apfel waschen, schälen, entkernen und in Spalten schneiden. Mit etwas Wasser und der Zimtstange zugedeckt 12 Min. köcheln lassen. Mit Agavendicksaft abschmecken. Himbeeren zugeben. Zum Milchreis servieren.

- Variante: Statt Apfelmus passen auch Melonenstückchen, eingeweichte Trockenaprikosen oder Kompottfrüchte.

TIPP

Milchreis auf dem Herd
Dann muss er 30 Min. köcheln; dabei brennt er sehr schnell an und muss deshalb ständig gerührt werden.

milchbildend | mild

Couscousschmarren mit Heidelbeeren

FÜR 1 PERSON

- 125 g Heidelbeeren (frisch oder TK)
- 1 Ei | Salz | 50 g Mehl
- 1 EL Zucker | 100 g Joghurt
- 50 g Couscousgrieß
- 1 EL Butter
- Puderzucker zum Bestäuben

Zubereitung: 25 Min.

- Pro Portion ca.: 655 kcal, 21 g EW, 19 g F, 97 g KH

1 | Heidelbeeren waschen und verlesen bzw. auftauen.

2 | Das Ei trennen. Eiweiß mit 1 Prise Salz steif schlagen. Eigelb mit Mehl, Zucker, 100 ml Wasser und Joghurt cremig rühren, Couscous zugeben. Erst den Eischnee, dann die Beeren unterziehen.

3 | Butter in einer beschichteten Pfanne erhitzen. Teig in die Pfanne gießen und zugedeckt bei mittlerer Hitze 5 Min. braten. Wenden, gut anbacken lassen und mit 2 Gabeln zerreißen. Rundherum goldbraun braten. Mit etwas Puderzucker bestäuben.

- Variante: Heidelbeeren durch Apfel-, Birnen- oder Aprikosenstücke ersetzen.

TIPP

Info Couscous
Das ist vorgegarter Weizengrieß, der nur noch quellen muss. Sie finden ihn im Supermarkt, in türkischen Geschäften oder im Bioladen.

Gutes für zwei

Viele Gerichte lassen sich leichter für zwei Portionen zubereiten. Entweder Sie kochen für sich auf Vorrat (dann die zweite Portion im Kühlschrank aufheben) oder Sie essen sie gemeinsam mit Mann oder Freunden.
Lassen Sie sich das Kochen schenken: Wenn Ihre beste Freundin oder Ihr Mann mit den Zutaten anrückt und Sie verwöhnt, dann wirkt das garantiert stillfördernd. Sie können das Essen dann ganz entspannt wie ein Gast genießen!

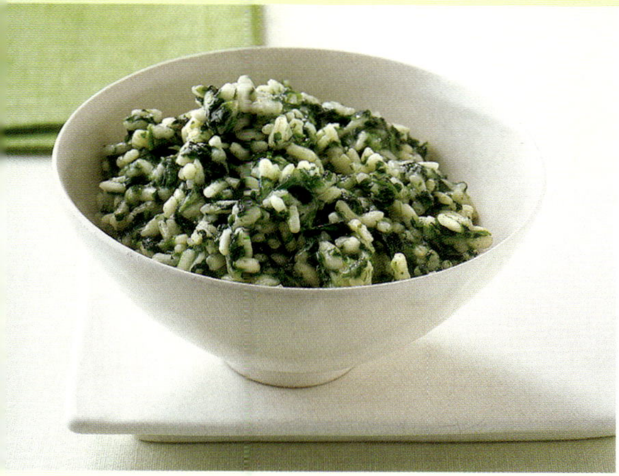

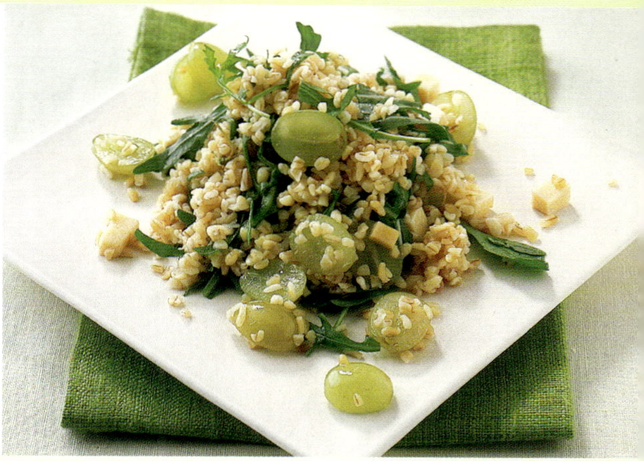

Blitzrezepte

Spinat-Gorgonzola-Risotto

FÜR 2 PERSONEN

➤ **1 EL Öl | 200 g Risottoreis | 350 ml Gemüsebrühe | 225 g gehackter Spinat (TK) | 75 g Gorgonzola | Muskatnuss Pfeffer**

➤ Pro Portion ca.: 585 kcal, 17 g EW, 19 g F, 82 g KH

1 | Öl erhitzen. Reis darin bei mittlerer Hitze glasig dünsten. Mit Brühe ablöschen und aufkochen lassen. Zugedeckt 10 Min. köcheln lassen, dabei öfters umrühren.

2 | Den gefrorenen Spinat zugeben, weitere 10 Min. köcheln. Gorgonzola klein würfeln und kurz bevor der Reis gar ist, unterrühren. Risotto mit Muskat und Pfeffer abschmecken.

Bulgursalat

FÜR 2 PERSONEN

➤ **Salz | 150 g Bulgur | 1 Bund Rucola 100 g Trauben | 100 g Bergkäse | 2 EL Rapsöl | 1 EL Zitronensaft | Pfeffer**

➤ Pro Portion ca.: 585 kcal, 25 g EW, 26 g F, 68 g KH

1 | 300 ml Wasser mit 1/2 TL Salz aufkochen lassen, Bulgur zugeben und 20 Min. quellen lassen.

2 | Inzwischen Rucola und Trauben waschen. Rucola klein schneiden, Trauben halbieren. Käse klein würfeln. Öl, Zitronensaft und 2 EL Wasser mit Salz und Pfeffer verrühren, mit Rucola, Trauben und Käse unter den Bulgur ziehen.

einfach | asiatisch

Süß-saure Reispfanne mit Krabben

FÜR 2 PERSONEN

- 2 EL Öl
  150 g parboiled Reis
  1 TL Salz | 2 Möhren
  1 kleinere Fenchelknolle
  1 rote Paprikaschote
  1 walnussgroßes Stück Ingwer
  6–8 EL Süß-Saure Sauce (Fertigprodukt)
  2 EL Ananasstücke (Dose)
  200 g Krabben in Salzlake
  Pfeffer

Zubereitung: 35 Min.

- Pro Portion ca.: 525 kcal, 29 g EW, 13 g F, 75 g KH

1 | 1 EL Öl in einem Topf erhitzen. Reis darin kurz anrösten, 1/4 l Wasser angießen, salzen, aufkochen lassen und den Reis nach Packungsangabe garen.

2 | Inzwischen das Gemüse waschen. Möhren schälen. Fenchel und Paprika putzen, in dünne Streifen schneiden. Ingwer schälen, klein würfeln.

3 | Restliches Öl im Wok oder in einer Pfanne erhitzen. Gemüse und Ingwer darin 8–10 Min. unter Rühren braten, dann die Süß-Saure-Sauce unterrühren. Ananas und Krabben abtropfen lassen, zugeben und erhitzen. Reis hinzufügen und mit Süß-Saurer Sauce und Pfeffer abschmecken.

- Varianten: Wechseln Sie ab mit Lauch, Tomaten, Zucchini, Zuckermais, Sojasprossen, Zuckerschoten, Pilzen, Kohlrabi, Chinakohl oder Brokkoli.
  Schneller geht's mit tiefgekühltem Gemüse.

mild | gegen Sodbrennen

Lachsforelle mit Senfsauce

FÜR 2 PERSONEN

- 2 Möhren
  100 g Knollensellerie
  1/2 Stange Lauch
  1 Lorbeerblatt
  1 TL Pfefferkörner
  Salz | Zucker
  1 Schuss Apfelessig
  1 küchenfertige Lachsforelle (ca. 600 g)
  3 EL körniger Senf
  4 EL Rapsöl | 1 TL Honig
  Cayennepfeffer
  1 Bund Dill

Zubereitung: 45 Min.

- Pro Portion ca.: 420 kcal, 34 g EW, 26 g F, 13 g KH

1 | Gemüse waschen. Möhren und Sellerie schälen und klein schneiden, Lauch putzen und in Ringe schneiden. 1/2 l Wasser in einem Bräter mit dem Gemüse, den Gewürzen, 1 TL Salz und 1 TL Zucker 15 Min. kochen lassen, dann 1 Schuss Apfelessig zugeben.

2 | Lachsforelle unter fließendem Wasser abspülen und in den Sud geben. Bei ganz schwacher Hitze 10 Min. ziehen, dann abkühlen lassen.

3 | Für die Sauce Senf mit Öl verrühren, mit Honig und etwas Cayennepfeffer abschmecken. Dill waschen, trockenschütteln, die Spitzen klein hacken und unter die Sauce mischen. Fisch aus dem Sud heben und mit der Sauce servieren.

- Beilage: Brot oder Kartoffelsalat

im Bild vorne: **Lachsforelle mit Senfsauce** *im Bild hinten:* **Süß-saure Reispfanne mit Krabben**

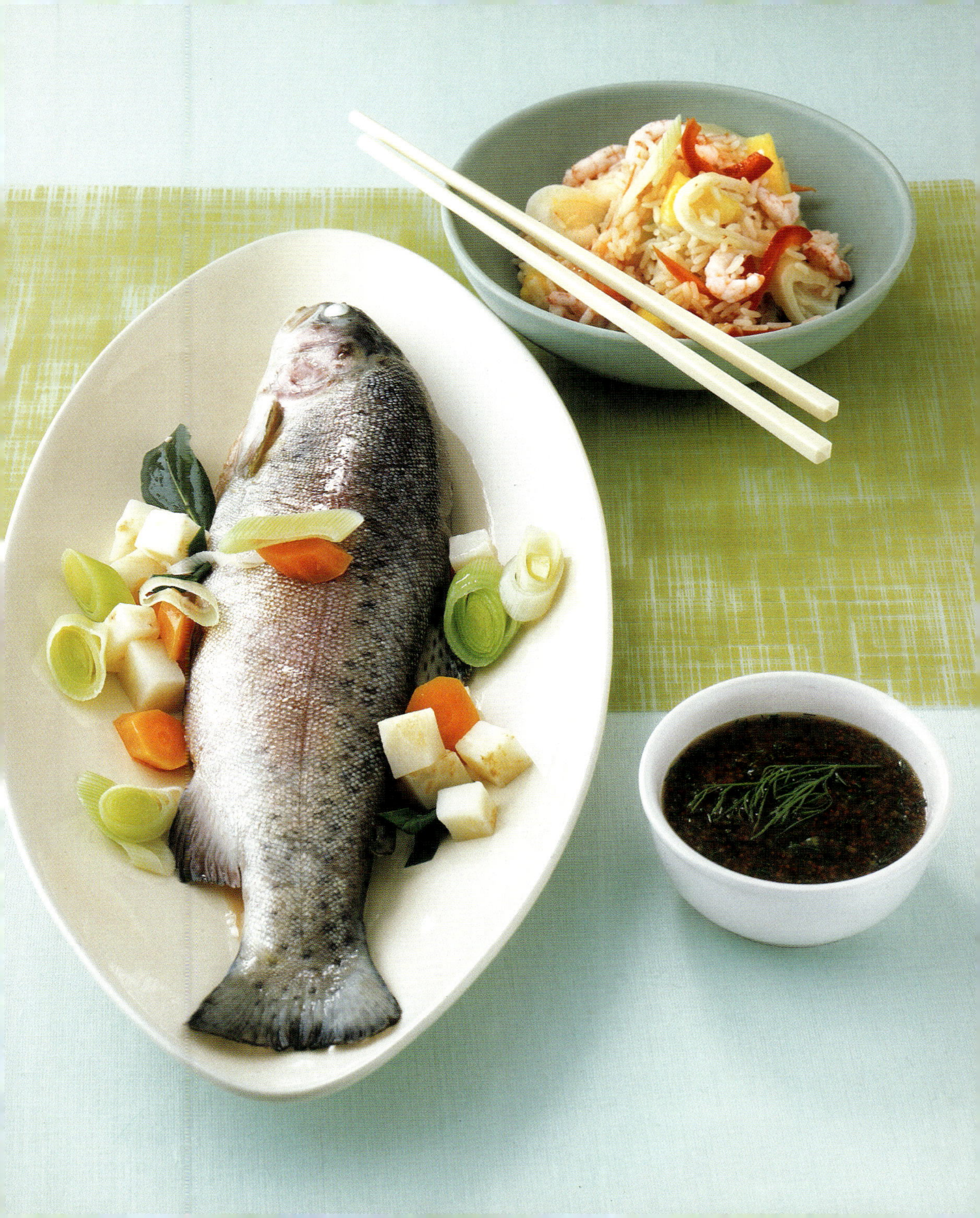

raffiniert | beruhigend

Hähnchen-Chicorée-Gratin

FÜR 2 PERSONEN

- **400 g Hähnchenbrustfilet**
- **1/2 TL Paprikapulver, edelsüß**
- **Salz | Pfeffer**
- **3 Stauden Chicorée**
- **2 EL Öl**
- **100 ml Apfelsaft**
- **100 g Schmand**
- **1 milder Apfel**
- **5 Trockenpflaumen (oder 100 g blaue Trauben)**
- **1 TL Fenchelsamen**

Zubereitung: 20 Min.
Garzeit: 25 Min.
Pro Portion ca.: 550 kcal, 50 g EW, 24 g F, 27 g KH

1 | Backofen auf 180° vorheizen. Fleisch in 3–4 cm breite Stücke schneiden. Paprika, 1/4 TL Salz und etwas Pfeffer mischen. Das Fleisch darin rundherum wälzen. Chicorée waschen, längs halbieren und den Strunk keilförmig herausschneiden.

2 | Öl in einer ofenfesten Pfanne erhitzen. Fleisch darin rundum anbraten, den Chicorée zugeben und kurz mitbraten. Apfelsaft und Schmand verquirlen und Fleisch und Chicorée damit ablöschen.

3 | Apfel waschen, vierteln, entkernen und in Spalten schneiden. Pflaumen in schmale Streifen schneiden. Beides mit den Fenchelsamen in der Pfanne verteilen und im Ofen (Mitte, Umluft 160°) 25 Min. garen.

- Beilage: Bandnudeln, Bulgur oder Brot
- Variante: Tomatenmark mit den Gewürzen anbraten und statt Obst frische Tomaten nehmen.

asiatisch | eisenreich

Ente mit Gemüse aus dem Wok

FÜR 2 PERSONEN

- **1 Entenbrust (300 g)**
- **3 kleine Möhren**
- **1 kleiner Pak Choi-Kohl (ersatzweise 1/4 Chinakohl)**
- **1 walnussgroßes Stück Ingwer**
- **1 EL Öl**
- **50 g frische Sojasprossen**
- **Sojasauce, Pfeffer**

Zubereitung: 40 Min.
Pro Portion ca.: 435 kcal, 31 g EW, 31 g F, 8 g KH

1 | Entenbrust unter kaltem Wasser abspülen, trockentupfen. Gemüse waschen. Möhren schälen und in feine Streifen schneiden. Beim Pak Choi die Rippen von den Blättern trennen, beides in mundgerechte Stücke schneiden. Ingwer schälen und fein hacken.

2 | Öl im Wok oder in einer tiefen Pfanne erhitzen, Fleisch zugeben und rundum anbraten, dann auf der Hautseite langsam das Fett ausbraten. Entenbrust herausheben.

3 | Ingwer, Pak Choi-Rippen und Möhren in der Pfanne unter Rühren 5 Min. braten. Pak Choi-Blätter und Sprossen zugeben und weitere 10 Min. mitbraten.

4 | Entenbrust quer zur Faser in schmale Streifen schneiden, im Wok heiß werden lassen. Mit Sojasauce und Pfeffer abschmecken.

- Beilage: Reis oder chinesische Nudeln

im Bild vorne: **Ente mit Gemüse aus dem Wok** *im Bild hinten:* **Hähnchen-Chicorée-Gratin**

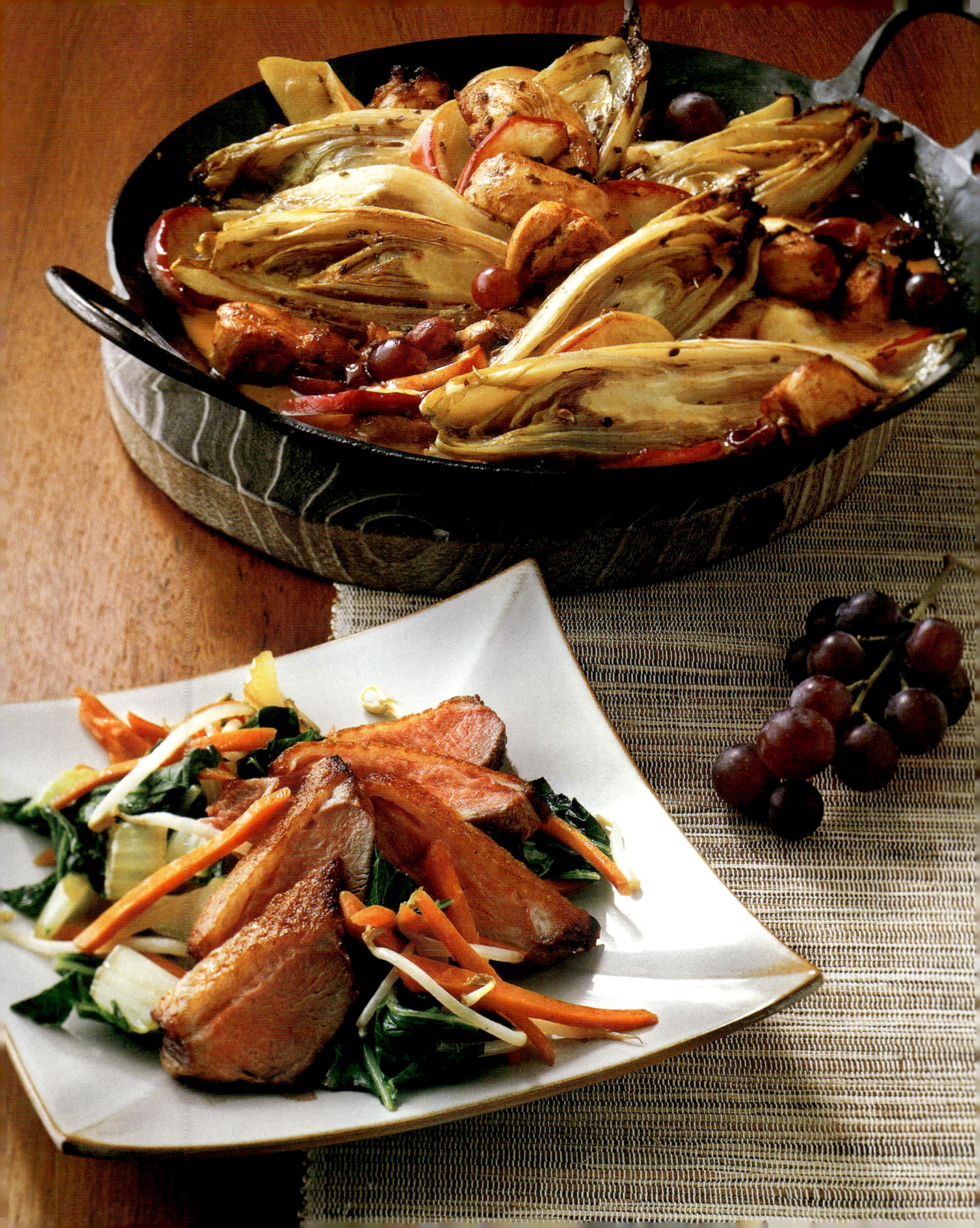

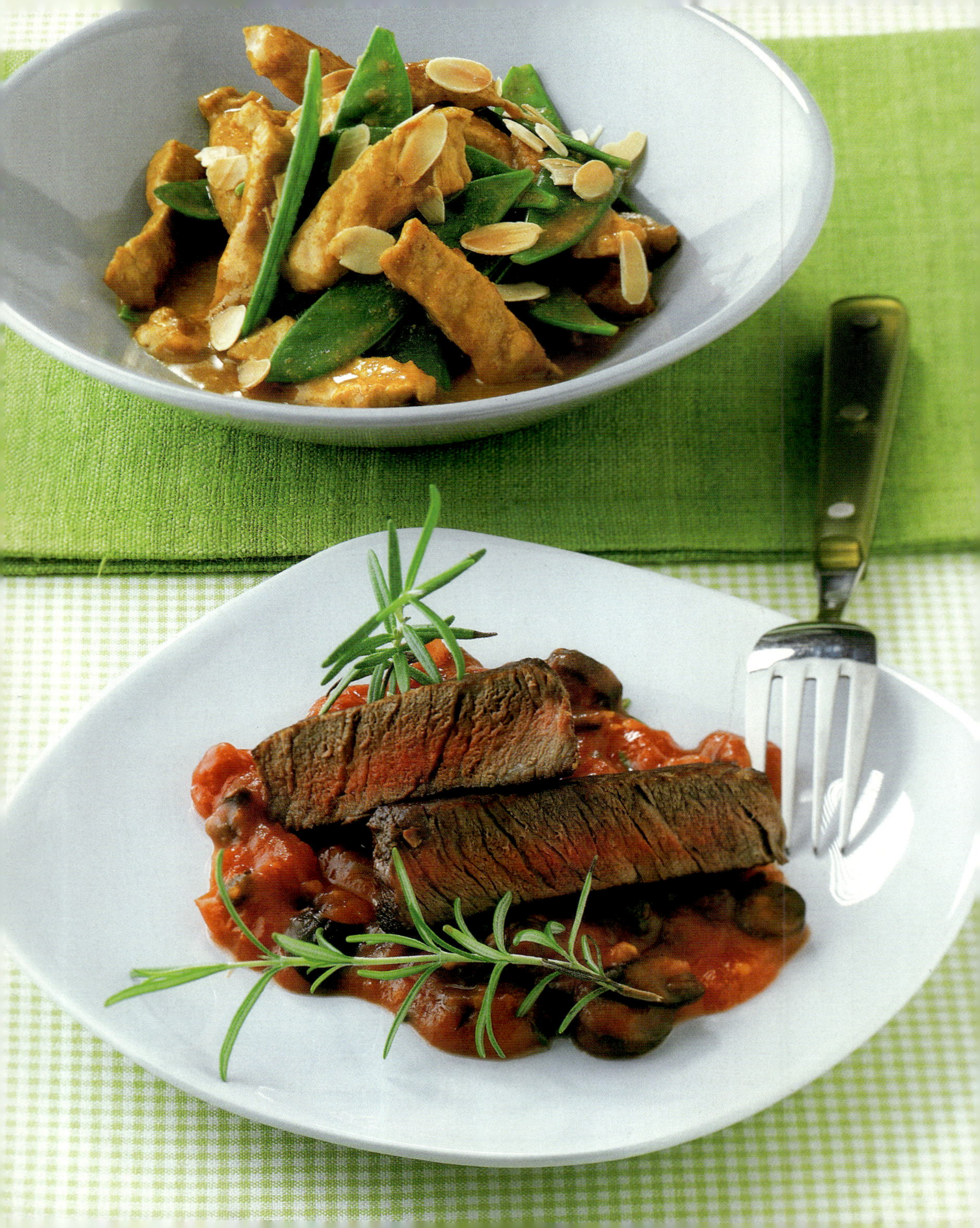

gehaltvoll | schnell

Geschnetzeltes mit Zuckerschoten

FÜR 2 PERSONEN

- **300 g Schweineschnitzel**
  2 EL Mehl | Salz | Pfeffer
  1–2 TL mildes Currypulver
  250 g Zuckerschoten
  1 EL Butter
  300 ml Hühnerbrühe
  2 EL Mandelblättchen
  2–3 EL Sahne

Zubereitung: 20 Min.

- Pro Portion ca.: 470 kcal, 66 g EW, 24 g F, 75 g KH

1 | Schnitzel kalt abspülen und trockentupfen, in etwa 1 cm breite Streifen schneiden. Mehl, 1 TL Salz, etwas Pfeffer und das Currypulver in einem Gefrierbeutel mischen. Fleisch dazugeben und kräftig schütteln, bis das Fleisch bepudert ist.

2 | Zuckerschoten waschen und putzen. Butter in einer beschichteten Pfanne erhitzen, Fleisch darin rundum kräftig anbraten. Beginnt es anzusetzen, Brühe zugeben und 5 Min. köcheln lassen.

3 | Die Zuckerschoten zugeben, 5 Min. mitköcheln lassen. Mandeln in einer Pfanne ohne Fett rösten, bis sie duften. Zum Schluss die Sahne unter das Geschnetzelte rühren und alles mit Salz und Pfeffer abschmecken. Mit Mandelblättchen bestreuen.

- Beilage: Reis, Bandnudeln oder Salzkartoffeln
- Varianten: Nehmen Sie Puten- oder Hähnchenschnitzel.
  Die Zuckerschoten durch TK-Erbsen, Champignons, Spargelstücke oder Brokkoliröschen ersetzen.

schnell | eisenreich

Steaks mit Tomaten-Oliven-Sauce

FÜR 2 PERSONEN

- **2 Steaks (vom Rind oder Strauß, ca. 400 g)**
  Salz | Pfeffer
  2 EL Mehl | 1 EL Öl
  370 g stückige Tomaten (Fertigprodukt)
  2 TL getrockneter Rosmarin
  75 g schwarze Olivenringe (oder Kapern)
  2 EL Crème fraîche
  Honig

Zubereitung: 20 Min.

- Pro Portion ca.: 650 kcal, 32 g EW, 51 g F, 15 g KH

1 | Steaks kalt abspülen und trockentupfen. Rundherum salzen, pfeffern und im Mehl wenden. Öl in einer Pfanne erhitzen und die Steaks darin bei starker Hitze von beiden Seiten je 5–7 Min. braten. Aus der Pfanne nehmen und fest in Alufolie wickeln.

2 | Bratfond mit 150 ml Wasser ablöschen. Tomaten, Rosmarin und Oliven zugeben, alles bei mittlerer Hitze 5 Min. einkochen lassen. Crème fraîche unterrühren und die Sauce mit Salz, Pfeffer und Honig abschmecken.

3 | Steaks auspacken und mit ihrem Saft in der Sauce heiß werden lassen.

- Beilage: Brot, Reis oder Ofenkartoffeln

TIPP

Das fettarme Straußenfleisch schmeckt ähnlich wie Rindfleisch und hat fast genauso viel Eisen (s. GU Erfolgstipp 7, Seite 64).

im Bild vorne: Steaks mit Tomaten-Oliven-Sauce *im Bild hinten:* Geschnetzeltes mit Zuckerschoten

viel Beta-Karotin

Gefüllte Zucchini

FÜR 2 PERSONEN

- **2 Zucchini (je ca. 200 g)**
  Salz
  50 g getrocknete Tomaten
  150 g Rinderhackfleisch
  150 g Couscous
  1 Ei | Pfeffer
  2 TL getrocknetes Basilikum
  1/2 l Tomatensaft
  75 g Fetakäse

Zubereitung: 25 Min.
Garzeit: 40 Min.
- Pro Portion ca.: 675 kcal, 47 g EW, 22 g F, 77 g KH

1 | Backofen auf 180° vorheizen. Zucchini waschen und längs halbieren. Mit einem Löffel das Fruchtfleisch auskratzen, dabei rundum einen 1 cm breiten Rand stehen lassen. Zucchini leicht salzen. Fruchtfleisch und Tomaten in kleine Würfel schneiden.

2 | Hackfleisch mit Couscous, Ei, Tomaten und dem Zucchinifleisch verkneten. Masse mit 1 TL Salz, Pfeffer und Basilikum würzen und gleichmäßig in die Zucchinihälften füllen.

3 | Zucchini in eine flache Auflaufform setzen, mit Tomatensaft begießen. Käse würfeln und überstreuen. Im Ofen (Mitte, Umluft 160°) 40 Min. backen.

- Variante: Auberginen, Tomaten oder Paprika genauso füllen.

vegetarisch

Ofengemüse mit Avocado-Dip

FÜR 2 PERSONEN

- **500 g fest kochende Kartoffeln**
  1 kleine Aubergine
  1 Zucchino
  1 rote Paprikaschote
  150 g Cocktailtomaten
  3 EL Olivenöl
  Salz | Pfeffer
  2 TL getrockneter Thymian
  1 reife Avocado
  150 g Magerquark
  Mineralwasser
  1 TL Zitronensaft
  Backpapier für das Blech

Zubereitung: 25 Min.
Backzeit: 20–25 Min.
- Pro Portion ca.: 510 kcal, 20 g EW, 28 g F, 44 g KH

1 | Backofen auf 225° vorheizen. Backblech mit Backpapier auslegen. Kartoffeln und Gemüse waschen und schälen bzw. putzen. Kartoffeln in 2 cm breite Spalten schneiden. Aubergine und Zucchino in 1 cm dicke Scheiben, Paprika in breitere Spalten schneiden. Tomaten halbieren.

2 | Öl mit 1 TL Salz, etwas Pfeffer und Thymian in einer Schüssel mischen. Kartoffeln und Gemüse gut untermengen, auf dem Blech verteilen und im Ofen (Mitte, Umluft 200°) 20–30 Min. backen.

3 | Inzwischen Avocado halbieren, Kern entfernen, Fruchtfleisch aus der Schale lösen und mit Quark, 1 Schuss Mineralwasser und Zitronensaft fein pürieren. Mit Salz und Pfeffer abschmecken und zu Kartoffeln und Gemüse reichen.

im Bild vorne: **Ofengemüse mit Avocado-Dip** *im Bild hinten:* **Gefüllte Zucchini** ➤

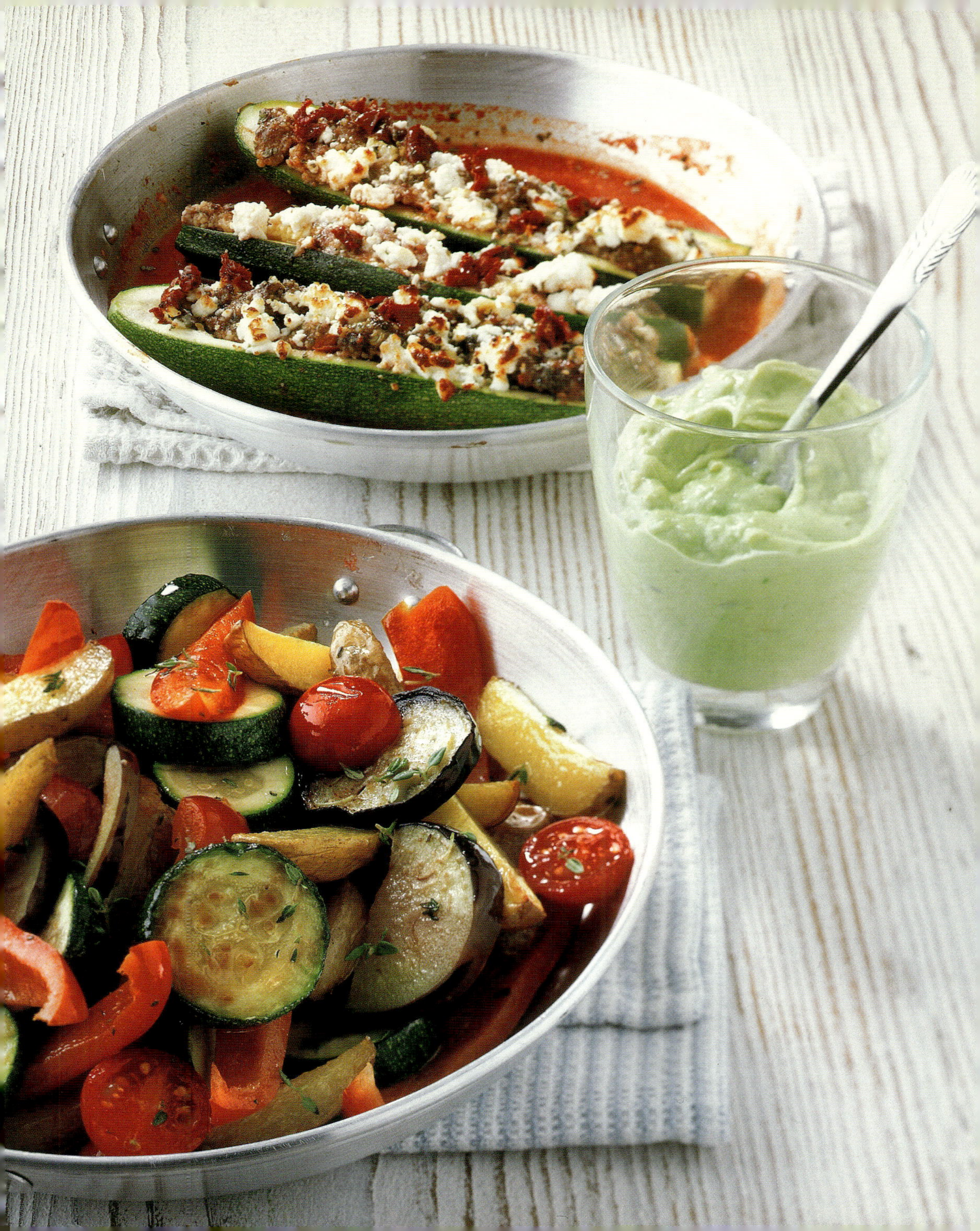

Das tut gut

Müde, abgeschlagen, verstopft, verschnupft und überhaupt nicht in Form? Natürliche Wirkstoffe in Lebensmitteln können Ihnen helfen. Ob Sie Ihre Eisenspeicher auffüllen, Ihren nervösen Magen beruhigen, Ihre Darmflora unterstützen, etwas für Ihre Abwehrkräfte tun oder die Milchbildung anregen wollen: Das richtige Rezept hilft Ihnen weiter und das auf köstliche Art und Weise.

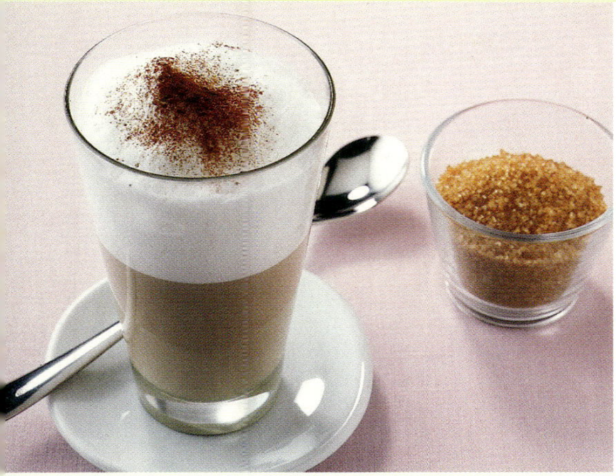

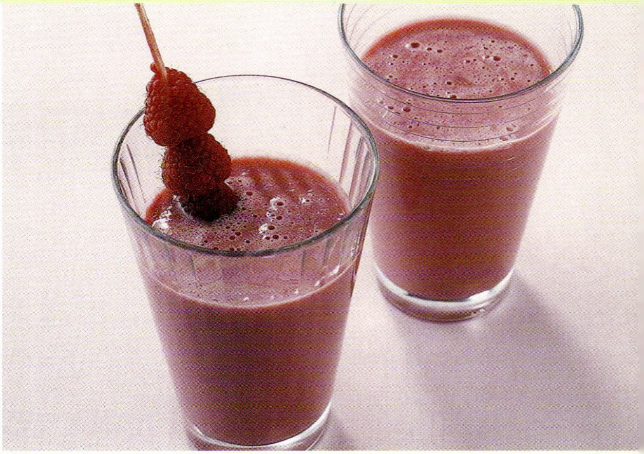

Blitzrezepte

Latte Karo

FÜR 1 BECHER

➤ **1–2 EL Instant-Getreidekaffee**
1 TL Vollrohrzucker | Zimtpulver
200 ml Milch | 1 Prise Anis
Kakaopulver zum Bestäuben

➤ Ca.: 215 kcal, 7 g EW, 8 g F, 30 g KH

1 | 50 ml Wasser zum Kochen bringen. Getreidekaffee mit Zucker und etwas Zimt in ein hitzefestes Glas oder einen Becher geben und mit dem kochenden Wasser übergießen. Kurz rühren, bis sich alles gelöst hat.

2 | Milch mit Anis erhitzen. Mit einem Schneebesen zu Schaum schlagen. Milchschaum auf den Kaffee gießen und mit Kakaopulver bestäuben.

Mandel-Frucht-Drink

FÜR 1 DRINK

➤ **4 EL gemahlene Mandeln | 1 Prise Zimtpulver | 1 Prise Kardamom**
100 g Himbeeren (frisch oder TK)
1 EL Himbeersirup

➤ Ca.: 305 kcal, 9 g EW, 22 g F, 16 g KH

1 | 200 ml Wasser mit Mandeln, Zimt und Kardamom erhitzen und bei schwacher Hitze 10 Min. ziehen lassen. Himbeeren gegebenenfalls auftauen lassen.

2 | Himbeeren, Sirup und Mandelmilch pürieren. Am besten lauwarm trinken.

➤ Variante: Nehmen Sie anderes Fruchtpüree, z.B. aus Erdbeeren, Mango, Melone oder Pfirsich.

milchbildend | mild

Obstgrütze mit Quarkcreme

FÜR 1 PERSON

- **150 ml Apfelsaft**
- **40 g Perlgraupen**
- **1/2 Apfel**
- **1 Hand voll Backpflaumen (oder Rosinen)**
- **100 g Quark (Magerstufe)**
- **1–2 EL Sahne | 1 EL Honig**
- **1 Prise Zimtpulver**
- **1 Prise Anis**

Zubereitung: 30 Min.

Pro Portion ca.: 575 kcal, 17 g EW, 12 g F, 94 g KH

1 | Apfelsaft und 150 ml Wasser in einem kleinen Topf aufkochen lassen. Graupen einstreuen und 5 Min. unter Rühren köcheln lassen.

2 | Inzwischen den Apfel waschen, schälen, entkernen und klein würfeln. Pflaumen waschen, entkernen und vierteln. Beides zu den Graupen geben und 15 Min. mitkochen, dabei die Grütze öfters rühren.

3 | Quark mit Sahne und Honig cremig rühren. Mit Zimt und Anis würzen. Mit der Grütze (heiß oder abgekühlt) anrichten.

TIPPS

Trockenpflaumen regen die Verdauung an.

Getreidespeisen, besonders aus Gerste und Hafer, wirken positiv auf die Milchbildung.

milchbildend

Frischkornmüsli

FÜR 1 PERSON

- **3 EL 6-Korn-Getreide-Schrot (Bioladen oder Reformhaus)**
- **1 EL gelbe Leinsamen**
- **3 EL Apfelsaft**
- **1 Hand voll Beeren (z. B. Erdbeeren, Heidelbeeren, Himbeeren)**
- **1/2 Apfel**
- **150 g Naturjoghurt**

Quellzeit: 12 Std.

Zubereitung: 5 Min.

Pro Portion ca.: 290 kcal, 11 g EW, 9 g F, 41 g KH

1 | Getreide und Leinsamen mit Apfelsaft mischen und über Nacht im Kühlschrank quellen lassen.

2 | Beeren waschen, verlesen und putzen. Den Apfel waschen und grob raspeln.

3 | Den Apfel und den Schrot unter den Joghurt ziehen, mit den Beeren anrichten.

Varianten: Schneller geht's mit Getreideflocken.

Bereiten Sie das Müsli im Winter mit Banane oder Orange statt Beeren zu.

Gehaltvoller wird das Müsli mit Nüssen und Samen, v. a. Sesamsamen, Kürbis- und Sonnenblumenkernen.

TIPPS

Müsli

Achten Sie bei fertigen Müslimischungen auf die Zutatenliste: Sie haben oft sehr viel Zucker, Zusatzstoffe und Aromen.

Das Müsli enthält alles, was Sie für einen gesunden Start in den Tag brauchen: Das Getreide liefert Kohlenhydrate, Ballaststoffe und B-Vitamine, das Obst Vitamine und Bioaktivstoffe und der Joghurt Kalzium.

im Bild vorne: **Frischkornmüsli** *im Bild hinten:* **Obstgrütze mit Quarkcreme**

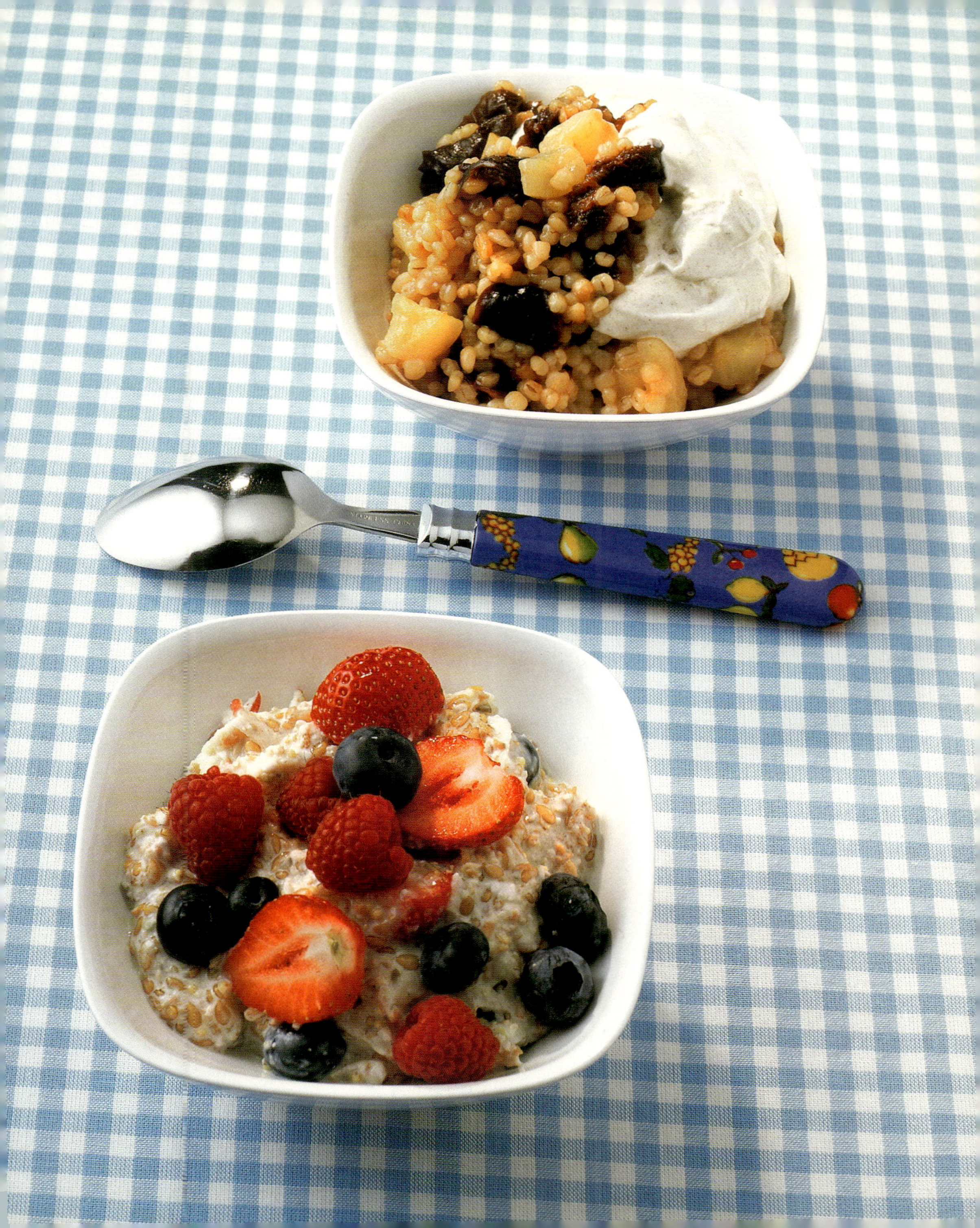

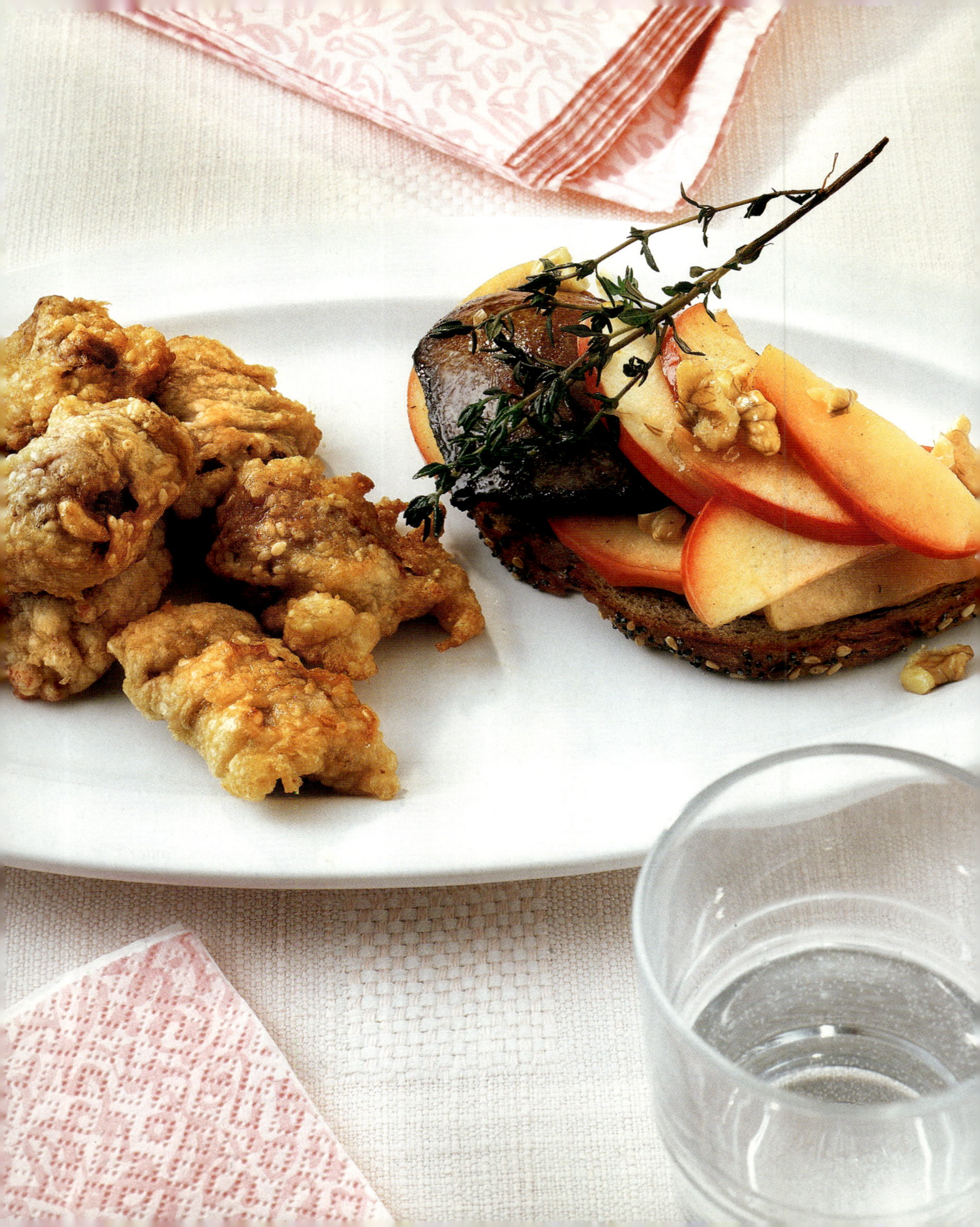

eisenreich | raffiniert

Filet-Nuggets mit Sesam

FÜR 1 PERSON

- **125 g Rinderfiletspitzen oder Lammfilet**
  Salz | Pfeffer
  3 EL Mehl | 1 Ei
  3–4 EL Sesamsamen
  3 EL Öl zum Braten

Zubereitung: 25 Min.

- Pro Portion ca.: 665 kcal, 42 g EW, 44 g F, 16 g KH

1 | Fleisch kalt abspülen und trockentupfen. In etwa 3 cm große Stücke schneiden. Rundherum salzen und pfeffern und in 1 EL Mehl auf einem Teller wenden.

2 | Restliches Mehl und Ei mit einem Schneebesen zu einem glatten Teig verrühren. Sesam unterrühren, mit Salz und Pfeffer abschmecken.

3 | Öl in einer Pfanne heiß werden lassen. Fleisch portionsweise durch den Teig ziehen und im heißen Öl von jeder Seite in 2 Min. goldbraun ausbacken. Auf Küchenpapier abtropfen lassen.

- Beilage: Salat und Ofenkartoffeln oder Risotto

TIPP

Eisenmangel
Eisen ist wichtig für die Blutbildung und die Sauerstoffversorgung. Eisenmangel macht schlapp und müde. Dunkles Fleisch enthält mehr Eisen als helles.

eisenreich

Leber-Crostini

FÜR 1 PERSON

- **2–3 Walnusskerne**
  1 kleiner Apfel
  2 Stängel Thymian
  2 EL Rapsöl
  100 g Schweineleber
  Salz | Pfeffer
  1 Schuss Apfelsaft
  2 Scheiben altbackenes Brot

Zubereitung: 20 Min.

- Pro Portion ca.: 540 kcal, 26 g EW, 32 g F, 39 g KH

1 | Nüsse grob hacken. Apfel waschen, entkernen und in Spalten schneiden. Thymian waschen, trockenschütteln und die Blättchen abstreifen, einige zur Seite legen.

2 | 1 EL Öl in einer Pfanne erhitzen. Die Leber darin am Stück rundum anbraten. Von beiden Seiten salzen und pfeffern und zugedeckt in 5 Min. langsam fertig braten.

3 | Apfel und Nüsse kurz mitbraten, dabei das restliche Öl und Thymian zugeben. Mit Apfelsaft ablöschen. Alles etwas einkochen lassen.

4 | Brot toasten. Leber gleichmäßig auf den Broten verteilen, mit dem restlichen Thymian garnieren.

- Beilage: Gemischter Salat (s. Mix-Salat, Seite 38) oder die Möhrensuppe von Seite 13 bzw. die Rote-Bete-Cremesuppe von Seite 40.

TIPP

Belastung von Leber
Schweineleber enthält mehr Eisen als Geflügel- oder Kalbsleber. Keine Angst vor Schadstoffen, die Belastung bei Leber ist stark zurückgegangen, außerdem sind die Schlachttiere zu jung, um schädliche Substanzen anzureichern.

im Bild links: **Filet-Nuggets mit Sesam** *im Bild rechts:* **Leber-Crostini**

stärkt die Abwehrkräfte

Mix-Salat

FÜR 1 PERSON

➤ 2 Stangen Staudensellerie
3 große Möhren
1 großer säuerlicher Apfel
2 EL Zitronensaft
40 g Walnusskerne
150 g Joghurt
1 Prise Zucker
Salz | Pfeffer

Zubereitung: 30 Min.

➤ Pro Portion ca.: 600 kcal, 15 g EW, 31 g F, 55 g KH

1 | Gemüse und Apfel waschen. Sellerie entfädeln, schräg in dünne Scheiben schneiden. Möhren schälen und fein raspeln. Apfel vierteln und entkernen, in kleine Stifte schneiden, mit Zitronensaft beträufeln. Walnüsse grob hacken.

2 | Joghurt glatt rühren. Mit Zucker, Salz und Pfeffer kräftig abschmecken. Sellerie, Möhren und Apfel mit der Sauce mischen. Mit den Walnüssen bestreuen.

fettarm

China-Hühnersuppe

FÜR 1 PERSON

➤ 1 kleine Möhre
1 Frühlingszwiebel
1 Stück Ingwer (3 cm)
1 EL Rapsöl
75 g Brokkoliröschen (TK)
400 ml Hühnerbrühe
50 g Mie-Nudeln (chinesische Eiernudeln)
75 g geschälte Garnelen
Sojasauce

Zubereitung: 25 Min.

➤ Pro Portion ca.: 450 kcal, 24 g EW, 17 g F, 49 g KH

1 | Gemüse waschen. Möhre schälen und würfeln. Frühlingszwiebel putzen und in Ringe schneiden. Ingwer schälen und klein würfeln.

2 | Öl in einem Topf erhitzen. Möhre, Zwiebel, Ingwer und Brokkoli darin kurz andünsten. Mit der Brühe ablöschen, 6 Min. köcheln lassen.

3 | Nudeln und Garnelen darin 4 Min. ziehen lassen. Mit Sojasauce abschmecken.

ballaststoffreich

Rohkost mit Dip

FÜR 1 PERSON

➤ 2 Möhren | 1/2 Salatgurke
1/2 Kohlrabiknolle
1 rote Paprikaschote
1 reife Avocado
1 Limette
1 EL Tahin (Sesampaste)
etwas Basilikum
2 EL saure Sahne (10 % Fett)
Salz | Pfeffer

Zubereitung: 20 Min.

➤ Pro Portion ca.: 475 kcal, 12 g EW, 35 g F, 25 g KH

1 | Gemüse waschen und schälen bzw. putzen. Alles in mundgerechte Streifen bzw. Scheiben schneiden.

2 | Avocado teilen, den Stein entfernen und das Fruchtfleisch aus der Schale schaben. Limette waschen, Schale abreiben, Saft auspressen und beides mit Avocado, Tahin und Basilikum pürieren.

3 | Den Dip mit saurer Sahne verrühren, mit Salz und Pfeffer würzen und mit den Gemüsesticks servieren.

im Bild vorne: China-Hühnersuppe *im Bild Mitte:* Mix-Salat *im Bild hinten:* Rohkost mit Dip ➤

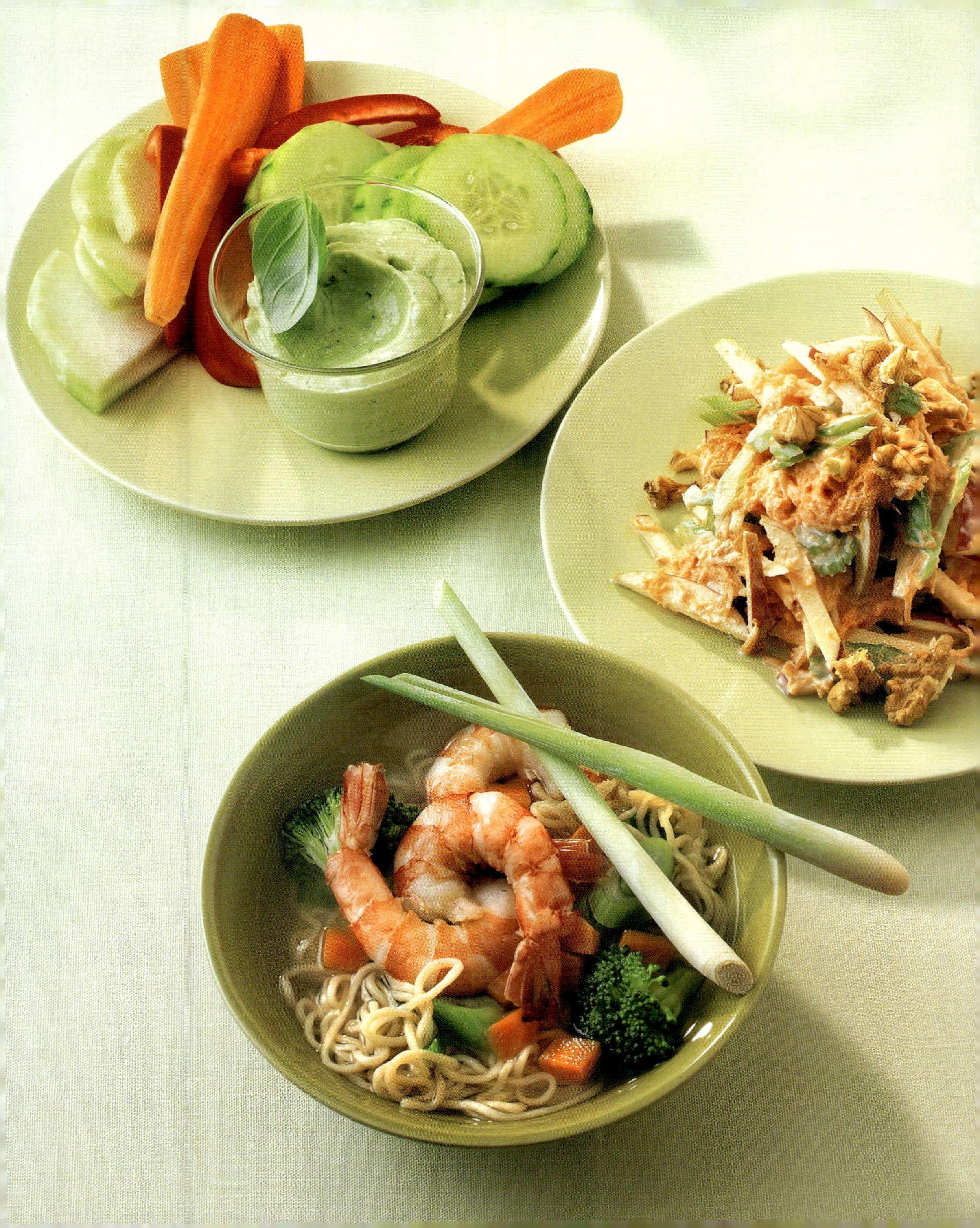

beruhigend | gelingt leicht

Marmor-Grießbrei

FÜR 1 PERSON

- 300 ml Vollmilch
- 3 gestrichene EL Vollkorngrieß
- 1 TL Vanillezucker
- 20 g Schokolade (1 Riegel)
- Zimtpulver zum Bestäuben

Zubereitung: 20 Min.

➤ Pro Portion ca.: 425 kcal, 15 g EW, 17 g F, 54 g KH

1 | Milch zum Kochen bringen. Grieß mit dem Schneebesen einrühren. Kurz aufkochen und bei schwacher Hitze unter Rühren 5 Min. ausquellen lassen.

2 | Vanillezucker unterrühren. Schokolade in Stückchen zugeben, kurz schmelzen lassen und dann mit einer Gabel durchziehen, so dass der Grießbrei marmoriert wird. Mit etwas Zimt bestäubt servieren.

➤ Variante: Statt Schokolade 1 EL Kakaopulver mit dem Grieß einrühren, das spart Kalorien.

milchbildend

Aprikosen-Zimt-Ebly

FÜR 1 PERSON

- 4 ungeschwefelte Trockenaprikosen
- 1/4 l Vollmilch
- 80 g Eblyweizen
- 1 TL Honig
- Zimtpulver zum Bestäuben

Zubereitung: 20 Min.

➤ Pro Portion ca.: 534 kcal, 19 g EW, 10 g F, 89 g KH

1 | Trockenaprikosen in kleine Würfel schneiden.

2 | Milch zum Kochen bringen. Ebly und Aprikosen einrühren. Zugedeckt 10–12 Min. köcheln lassen, dabei gelegentlich umrühren.

3 | Honig unter den warmen Ebly rühren und den Brei mit Zimt bestreut servieren.

TIPP

Info Ebly
Das ist vorgegarter Weizen, der nur noch kurz quellen muss. Sie finden ihn im Supermarkt.

beruhigend | einfach

Rote-Bete-Cremesuppe

FÜR 1 PERSON

- 2 küchenfertige Knollen Rote Bete (eingeschweißt, 270 g)
- 200 ml Gemüsebrühe
- 2 EL Hirseflocken
- 200 ml Milch
- 2–3 EL saure Sahne
- Salz | Pfeffer
- 1 Prise gemahlener Kümmel
- 1 EL gehackter Dill (TK)

Zubereitung: 20 Min.

➤ Pro Portion ca.: 365 kcal, 14 g EW, 14 g F, 44 g KH

1 | Rote Bete grob zerteilen und mit der Brühe und den Flocken aufkochen lassen.

2 | Topf vom Herd nehmen, alles fein pürieren (Spritzschutz verwenden – Rote Bete macht Flecken). Suppe nochmals erhitzen, Milch und 2 EL saure Sahne einrühren und erwärmen. Mit Salz, Pfeffer und Kümmel abschmecken. Mit 1 EL saurer Sahne und Dill servieren.

➤ Beilage: Vollkornbrot

im Bild vorne: Aprikosen-Zimt-Ebly *im Bild Mitte:* Rote Bete-Cremesuppe *im Bild hinten:* Marmor-Grießbrei ➤

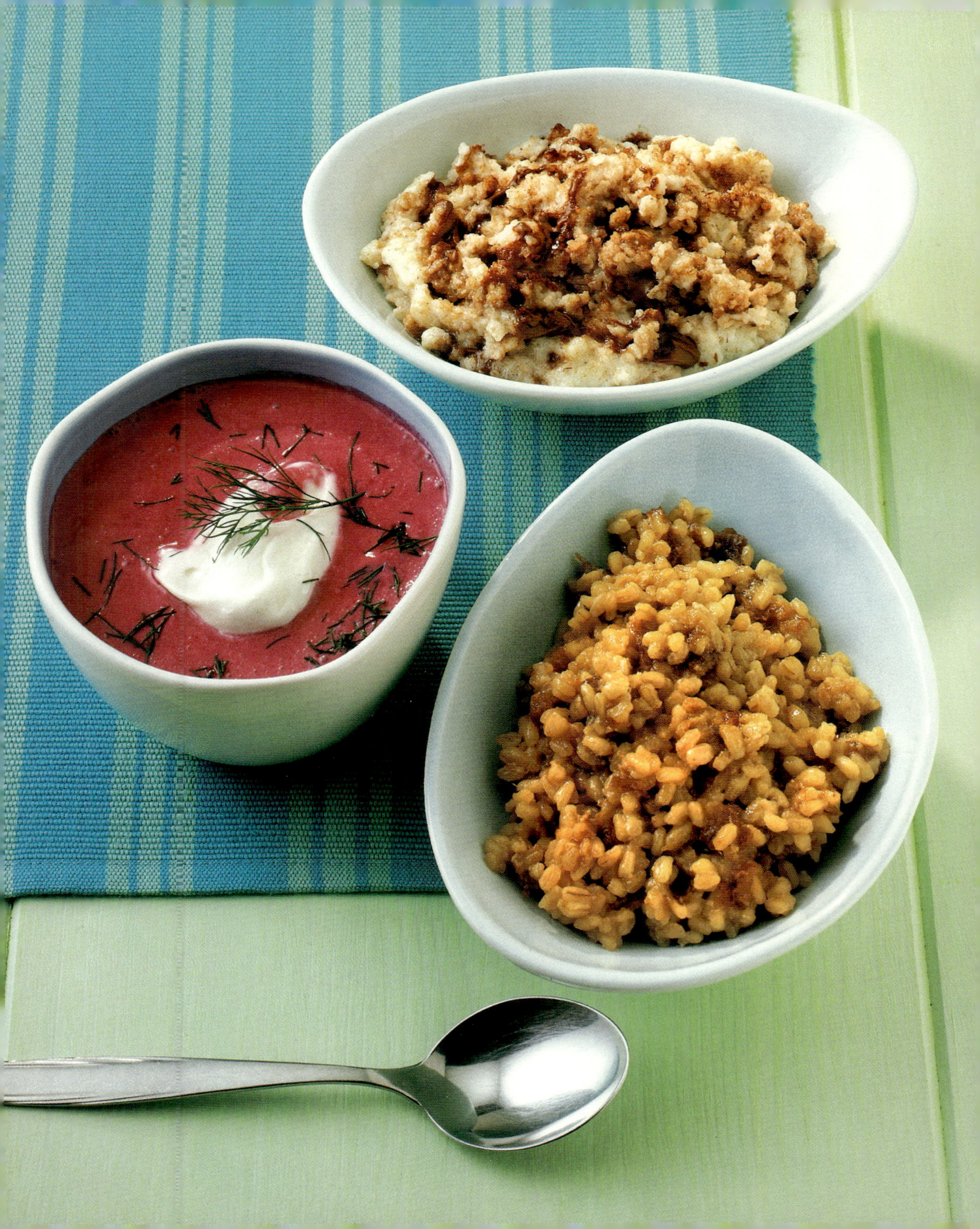

Auf Vorrat

Leben mit einem Baby, das heißt: mit Überraschungen rechnen. Deshalb ist es oft schwierig, regelmäßig zu essen oder gar zu kochen. Mit diesen Rezepten sind Sie fein heraus: Sie kochen dann, wann Ihr Baby Ihnen Zeit lässt oder Sie Entlastung haben und essen, wenn Sie hungrig sind. Oder Sie lassen sich bekochen. Die Rezepte jedenfalls machen Sie sicher fit für die nächste Runde.

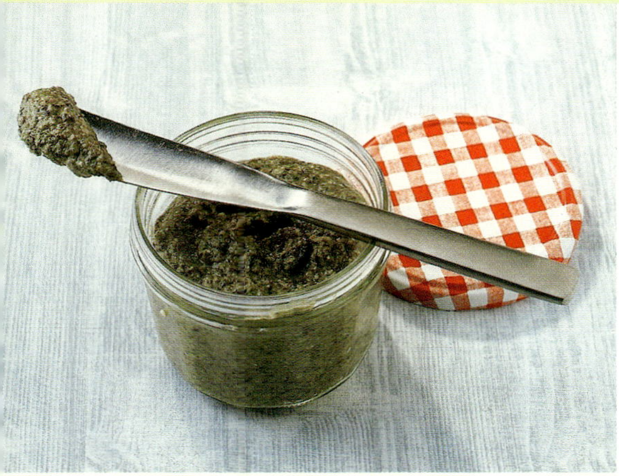

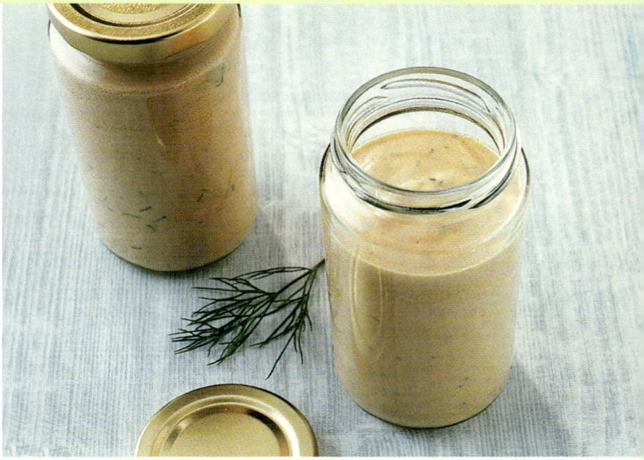

Blitzrezepte

Mediterraner Brotaufstrich

FÜR CA. 250 G

➤ **75 g schwarze Oliven | 1 Bund Basilikum | 50 g gemahlene Mandeln 40 g Vollkorngrieß | 1 EL Limettenschale | 1/4 l Hefebrühe | 3 EL Olivenöl | Salz | Pfeffer**

➤ Insgesamt ca.: 800 kcal, 14 g EW, 65 g F, 38 g KH

1 | Oliven vom Stein schneiden. Basilikum waschen und grob hacken. Mandeln ohne Fett rösten, bis sie duften.

2 | Grieß in die Brühe geben. Aufkochen lassen, dabei umrühren. Mit allen Zutaten fein pürieren, salzen und pfeffern. Hält sich im Kühlschrank ca. 1 Woche.

Salatdressing

FÜR 8 PORTIONEN

➤ **600 g Joghurt | 100 ml Rapsöl 2 TL milder Senf | 3 EL Ketchup | Salz Pfeffer | 1 Bund Dill oder Basilikum**

➤ Pro Portion ca.: 130 kcal, 3 g EW, 11 g F, 5 g KH

1 | Joghurt mit Öl, Senf und Ketchup gut verrühren, am besten mit einem Schneebesen. Mit Salz und Pfeffer abschmecken.

2 | Dill waschen, trockenschütteln und die Spitzen fein hacken. Zum Joghurtdressing geben. In ein sauberes Schraubglas füllen und gut verschlossen im Kühlschrank lagern. Hält etwa 1 Woche.

eisenreich

Pastasauce für alle Fälle

FÜR 8 PORTIONEN

- **400 g Möhren**
- **400 g Knollensellerie**
- **1 Stange Lauch | 1 EL Öl**
- **500 g Rinderhackfleisch**
- **Salz | Pfeffer**
- **4 EL Tomatenmark**
- **2 große Dosen Tomaten (à 800 g)**
- **2 Lorbeerblätter**
- **2 Beutel Fencheltee**
- **150 g Sahne**
- **75 g gemahlene Mandeln**
- **1 TL Honig**

Zubereitung: 30 Min.

➤ Pro Portion ca.: 455 kcal, 29 g EW, 22 g F, 29 g KH

1 | Gemüse waschen. Möhren und Sellerie schälen und fein raspeln. Lauch putzen und in feine Ringe schneiden.

2 | Öl in einem Topf erhitzen. Hackfleisch darin krümelig braun anbraten, mit Salz und Pfeffer würzen. Gemüse 5 Min. mitbraten, dann das Tomatenmark unterrühren.

3 | Dosentomaten, Lorbeerblätter und die Teebeutel zugeben und alles 10 Min. einkochen lassen. Lorbeer und Teebeutel entfernen. Sahne, 1/8 l Wasser und Mandeln einrühren, kurz aufkochen lassen. Sauce mit Salz, Pfeffer und dem Honig abschmecken. Die Sauce portionsweise einfrieren.

➤ Vegetarische Variante: Statt Fleisch 500 g Räuchertofu verwenden oder 600 g Möhren, zusätzlich 2 kleinere Zucchini und 2–3 EL Tahin.

viel Eisen und Karotin

Möhren-Lamm-Gulasch

FÜR 8 PORTIONEN

- **1 kg Möhren**
- **1 kg Lammgulasch**
- **75 g getrocknete Aprikosen**
- **2 EL Öl**
- **Salz | Pfeffer**
- **1–2 TL Kreuzkümmel**
- **100 g Sahne**

Zubereitung: 1–1 /2 Std.

➤ Pro Portion ca.: 405 kcal, 24 g EW, 29 g F, 10 g KH

1 | Möhren waschen, schälen und grob raspeln. Fleisch kalt abspülen und trockentupfen. Aprikosen klein würfeln.

2 | Öl in einem großen Topf erhitzen. Möhrenraspel darin kräftig anschmoren. Fleisch kurz mitbraten. Mit 2 TL Salz, Pfeffer und Kreuzkümmel würzen.

3 | Gulasch zugedeckt bei mittlerer Hitze 40–60 Min. schmoren, dabei erst Wasser zugießen, wenn das Fleisch beginnt anzusetzen. Kurz vor Ende der Garzeit die Sahne unterrühren, das Gulasch mit Salz und Pfeffer abschmecken. In Portionen einfrieren.

➤ Beilage: Salzkartoffeln, Nudeln oder Reis

➤ Varianten: Gulasch mit Rindfleisch muss 1 Std. länger garen.

TIPP

Reis im Vorrat
Gegarten Reis kann man prima einfrieren oder im Kühlschrank aufbewahren. Zum Aufwärmen mit etwas Wasser aufsetzen, bei schwacher Hitze erwärmen.

im Bild vorne: **Möhren-Lamm-Gulasch** *im Bild hinten:* **Pastasauce für alle Fälle** ➤

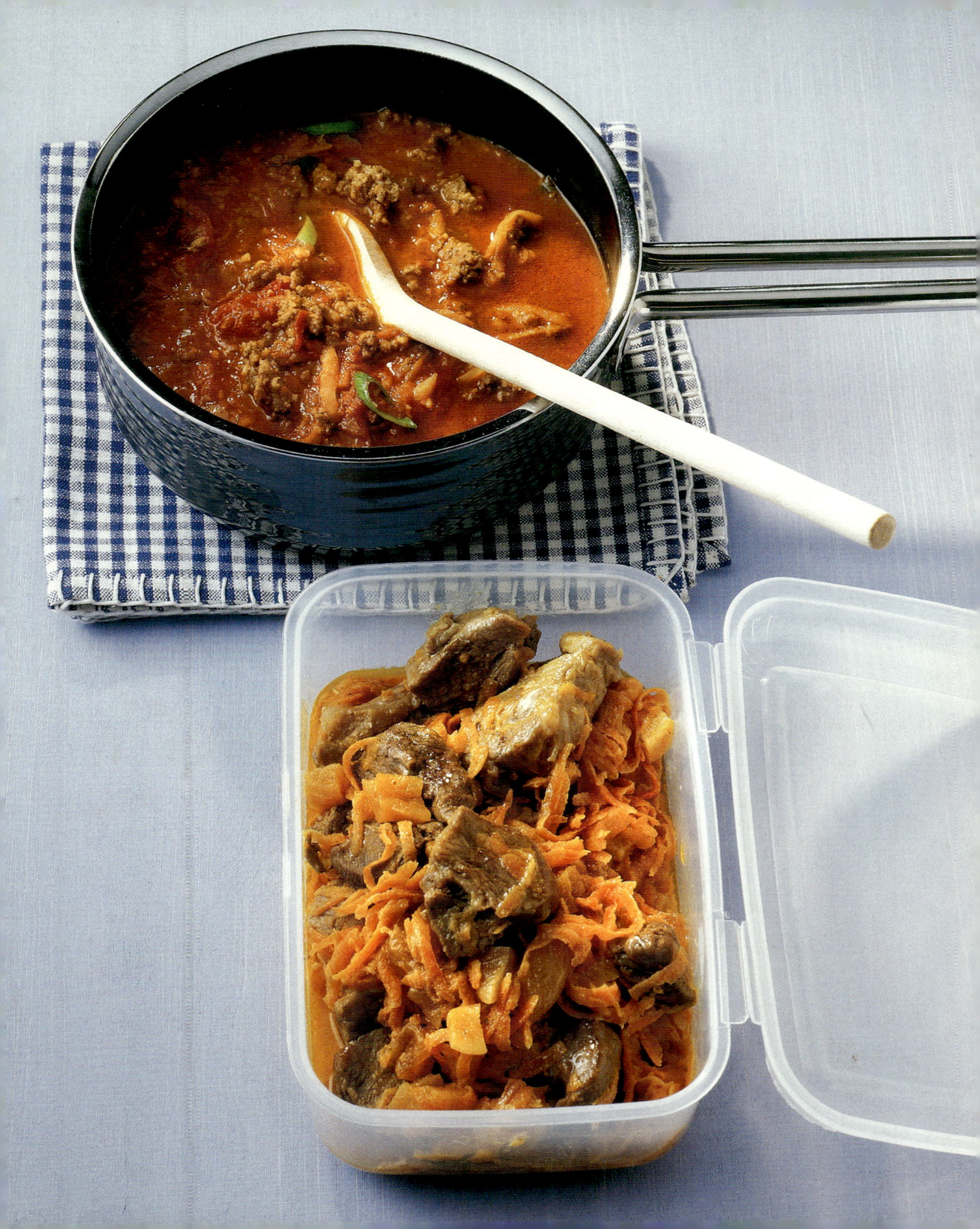

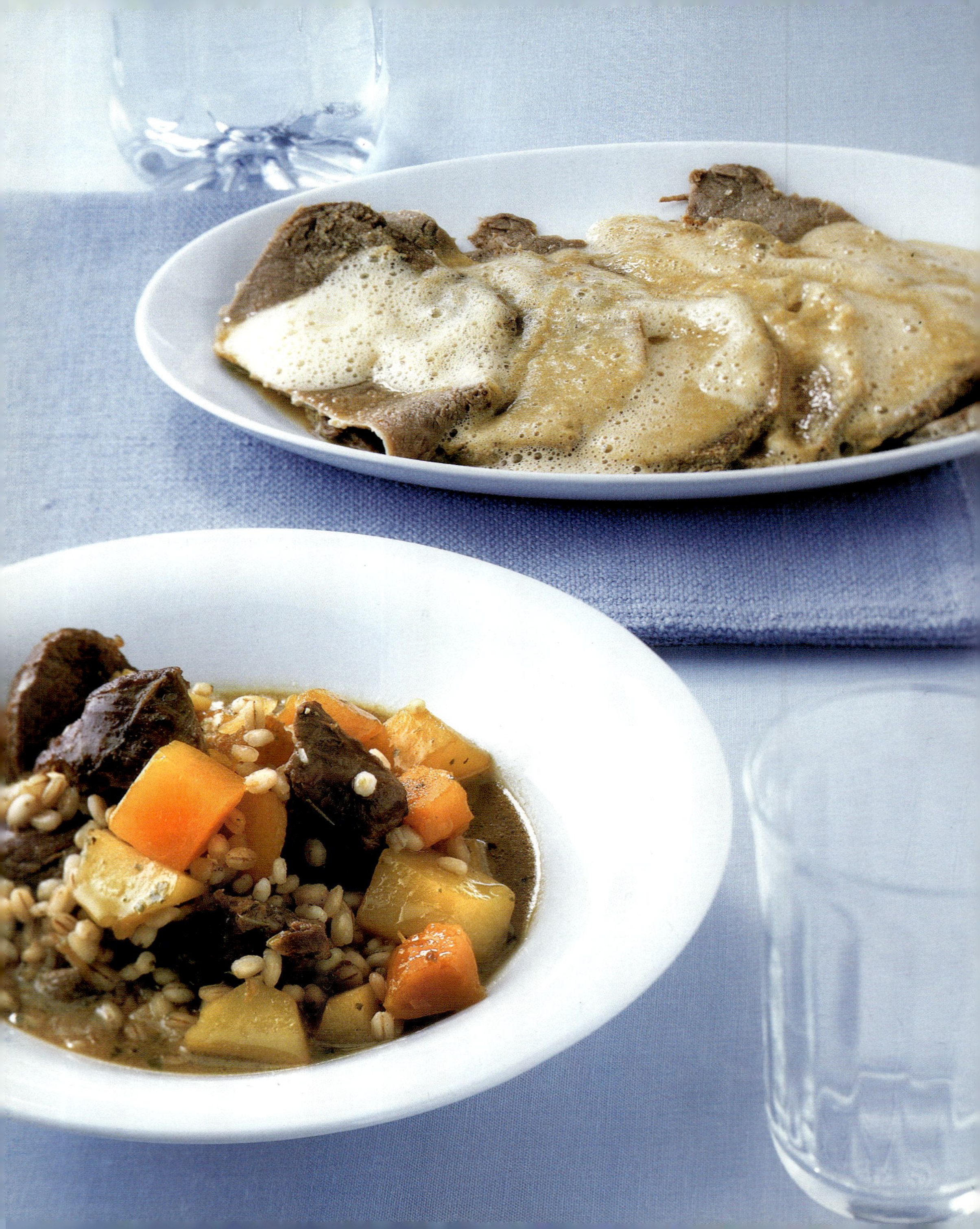

milchbildend

Kürbis-Graupen-Topf

FÜR 8 PORTIONEN

- 200 g Graupen
  3 EL Rapsöl
  800 g Lammgulasch
  Salz | Pfeffer
  800 g Kartoffeln
  1,2 kg Kürbisfleisch
  1 l Malzbier | 100 g Pesto

Zubereitung: 1 Std.

- Pro Portion ca.: 445 kcal, 29 g EW, 14 g F, 38 g KH

1 | Graupen in 400 ml heißem Wasser einweichen. Öl in einem Schmortopf erhitzen, Fleisch darin rundum kräftig anbraten. Salzen und pfeffern, etwas Wasser zugeben und zugedeckt bei mittlerer Hitze 20 Min. schmoren lassen.

2 | Inzwischen Kartoffeln waschen und schälen. Kartoffeln und Kürbis in ca. 1 cm große Würfel schneiden. Beides kurz mitbraten, das Malzbier angießen und alles weitere 20 Min. köcheln lassen.

3 | Zum Schluss die Graupen zugeben und aufkochen lassen. Den Herd abschalten, die Graupen ausquellen lassen. Pesto einrühren, mit Salz und Pfeffer abschmecken. Portionsweise einfrieren.

- Variante: Möhren, Kohlrabi, Rüben verwenden.

TIPP Wenn der Eintopf länger steht, saugen die Graupen Flüssigkeit auf – dann etwas Brühe nachgießen.

eisenreich | braucht Zeit

Sanfter Rinderbraten

FÜR 8 PORTIONEN

- 1,2 kg Rinderschmorbraten
  2 große Möhren
  1 kleine Stange Lauch
  2 Stangen Staudensellerie
  1/2 l Milch | 2 EL Honig
  2 TL Salz | 3 EL Tomatenmark
  1 EL Sojasauce
  2–3 EL Butter | Pfeffer

Marinierzeit: 12 Std.
Zubereitung: 1 Std.
Garzeit: 4–5 Std.

- Pro Portion ca.: 245 kcal, 35 g EW, 8 g F, 8 g KH

1 | Fleisch kalt abspülen, trockentupfen und in einen Topf legen, der das Fleisch gerade umschließt. Gemüse waschen, putzen, sehr fein würfeln und dazu geben. Milch mit Honig, Salz, Tomatenmark und Sojasauce mischen und darüber gießen. Abgedeckt über Nacht kühl stellen.

2 | Alles zugedeckt 4–5 Std. köcheln lassen. Dann den Braten herausnehmen und fest in Alufolie wickeln.

3 | Milch und Gemüse fein pürieren. Sauce aufkochen lassen, eventuell Wasser zugeben. Butter unterschlagen, alles 5 Min. einkochen lassen und salzen und pfeffern. Braten dünn aufschneiden und mit der Sauce servieren, Reste einfrieren.

TIPP **Stressfreier Braten**
Sie müssen nur rechtzeitig anfangen! Schmorfleisch eignet sich nicht zum Kurzbraten, es wird erst nach längerem Garen mürbe. Dabei sollte das Fleisch nur sanft köcheln.

◄ *im Bild vorne:* Kürbis-Graupen-Topf *im Bild hinten:* Sanfter Rinderschmorbraten

fettarm | mild

Mariniertes Gemüse

FÜR 8 PORTIONEN

- **800 g kleine Champignons**
  500 g zarte Möhren
  2 kleine Zucchini
  1 Knoblauchzehe
  1 Lorbeerblatt
  1 getrocknete Chilischote
  1 EL Pfefferkörner
  1 TL gemahlener Piment
  6 EL Zitronensaft
  100 ml Olivenöl | 2 TL Salz
  5 Stängel Thymian

Zubereitung: 1 Std.

- Pro Portion ca.: 115 kcal, 4 g EW, 9 g F, 4 g KH

1 | Champignons abbürsten und putzen, wenn nötig, halbieren. Möhren und Zucchini waschen, putzen bzw. schälen und in breitere Stifte schneiden. Knoblauch schälen.

2 | Knoblauch mit Gewürzen in einen Teebeutel oder ein Teeei geben. In 700 ml Wasser legen, mit Zitronensaft, Öl, Salz und Thymian zum Kochen bringen.

3 | Pilze portionsweise in den Sud geben, je 5 Min. kochen lassen, mit einem Schaumlöffel herausnehmen. Möhren 12–15 Min. im Sud kochen lassen, herausnehmen und zu den Pilzen geben. Zum Schluss die Zucchini 3 Min. kochen lassen, dann zu den Pilzen geben. Den Sud ohne den Gewürzbeutel über das Gemüse gießen. Zugedeckt im Kühlschrank 4 Tage haltbar.

ballaststoffreich

Gemüsewähe

FÜR 1 QUICHEFORM (28 CM Ø)

- **Für den Teig:**
  250 g Mehl (Type 1050 oder Vollkorn)
  4 EL Leinsamen | 1 TL Salz
  1 EL Zitronensaft
  1 EL saure Sahne
  150 g kalte Butter
  Fett für die Form
- **Für den Belag:**
  500 g Frühlingsgemüse (TK oder frisch)
  3 Eier | 100 ml Milch
  1 EL saure Sahne
  100 g geriebener Parmesan | 1/2 TL Salz
  Kreuzkümmel
  Muskatnuss

Zubereitung: 40 Min.

Backzeit: 50 Min.

- Bei 6 Personen pro Portion ca.: 510 kcal, 22 g EW, 32 g F, 40 g KH

1 | Für den Teig Mehl, Leinsamen und Salz auf die Arbeitsfläche geben. Zitronensaft und saure Sahne in die Mitte, Butter in Stückchen darüber geben. Mit kalten Händen schnell verkneten und in Folie gewickelt im Gemüsefach ruhen lassen.

2 | Inzwischen für den Belag das Gemüse waschen, putzen und in kleine Stifte schneiden bzw. auftauen lassen.

3 | Backofen auf 180° vorheizen. Form fetten. Teig ausrollen und die Form damit auslegen, mehrfach einstechen. Gemüse darauf verteilen.

4 | Eier trennen. Eigelbe mit Milch, Sahne, Käse und Gewürzen verquirlen. Eiweiße steif schlagen und unterziehen. Masse über dem Gemüse verteilen. Quiche im Ofen (unten, Umluft 160°) 50 Min. backen, nach 30 Min. abdecken. Lauwarm servieren oder auskühlen lassen. Hält sich im Kühlschrank 5 Tage.

im Bild vorne: **Mariniertes Gemüse** *im Bild hinten:* **Gemüsewähe** ➤

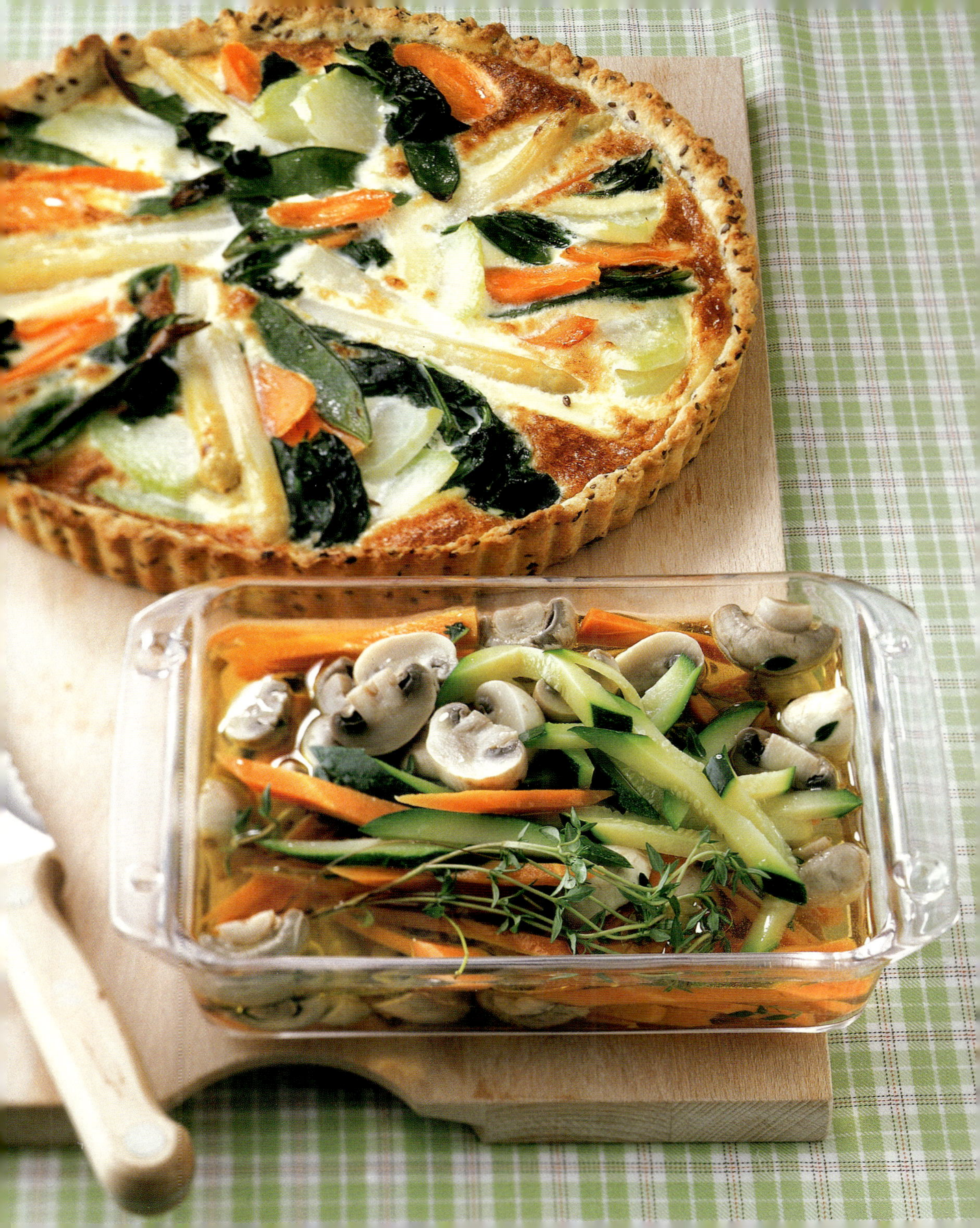

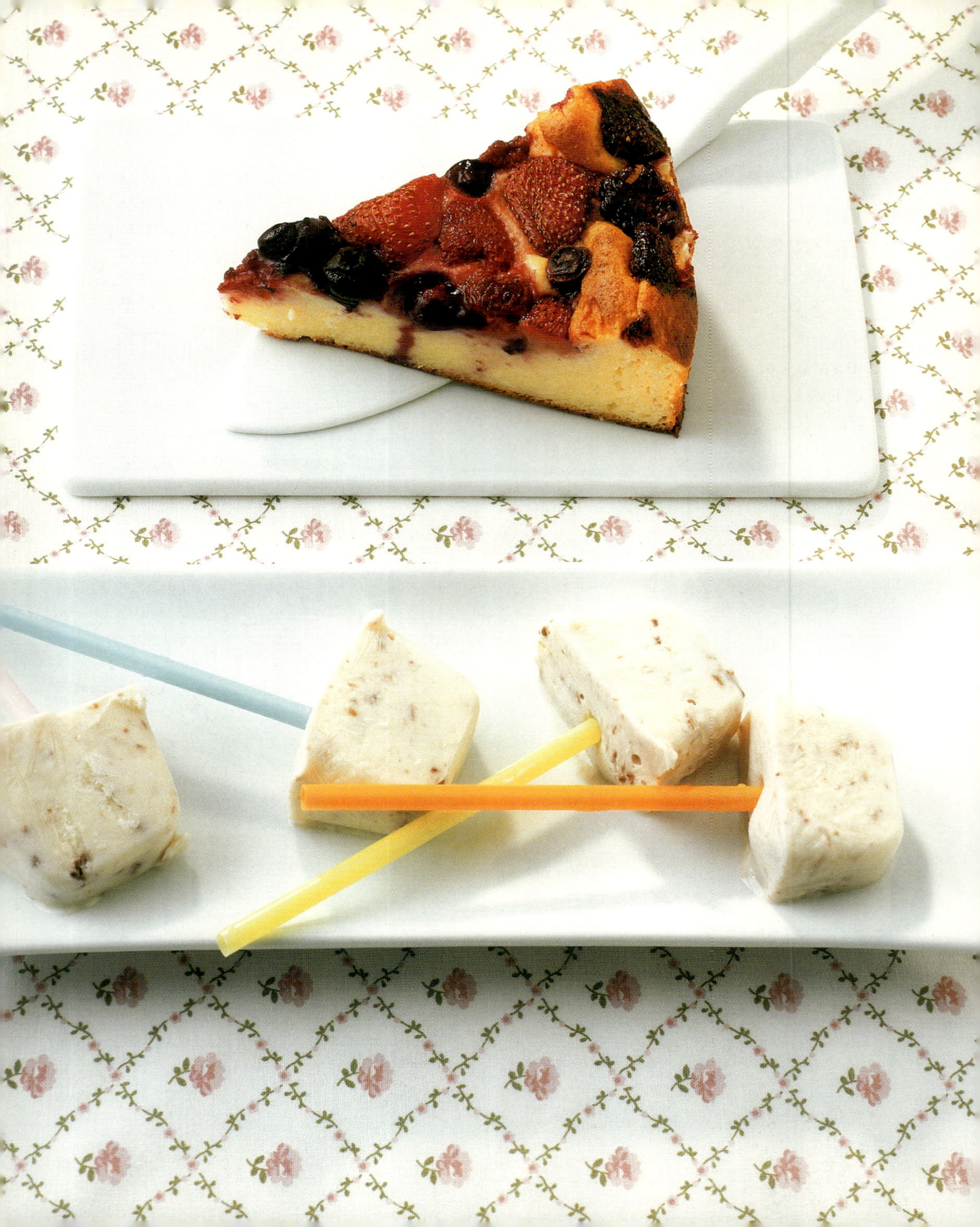

kalziumreich

Mini-Bananeneis

FÜR 1/2 L EIS

➤ **3 reife Bananen**
150 ml Vollmilch
200 g Magerquark
5 EL Raspelschokolade
einige Strohhalme

◷ Zubereitung: 25 Min.
◷ Gefrierzeit: 5 Std.
➤ Pro 50 ml ca.: 70 kcal, 4 g EW, 2 g F, 9 g KH

1 | Die Bananen schälen und grob zerteilen. Mit Milch und Quark fein pürieren. Schokolade unterziehen, dabei schnell arbeiten, damit das Mus nicht braun wird.

2 | Masse in Eiswürfelbereiter füllen und mindestens 5 Std. gefrieren lassen. Sobald die Masse zu gefrieren beginnt, Strohhalme in ca. 5 cm lange Stücke schneiden und als Stiele in die Mitte der Eiswürfel setzen.

➤ Varianten Schmeckt auch eingefroren als Creme.
Mit Sahnequark wird das Eis gehaltvoller.

Kirsch-Vanille-Eis: 150 g Süßkirschen waschen und entsteinen. Mit 200 g Vanillequark und etwas Vanillezucker pürieren. Dann genauso gefrieren lassen.

fettarm | zum Naschen

Beeren-Käse-kuchen

FÜR 1 SPRINGFORM VON 24 CM Ø

➤ **300 g gemischte Beeren (TK oder frisch)**
4 Eier | 75 g Butter
750 g Magerquark
1 Pck. Vanillepudding-pulver
5 EL Grieß
75 g Zucker
1/2 Pck. Backpulver
Salz
Butter und Grieß für die Form

◷ Zubereitung: 30 Min.
◷ Backzeit: 1 Std.
➤ Bei 12 Stück pro Stück ca.: 180 kcal, 11 g EW, 8 g F, 16 g KH

1 | Beeren auftauen lassen oder abspülen. In einem Sieb gut abtropfen lassen. Backofen auf 200° vorheizen. Die Eier trennen. Butter schmelzen, etwas abkühlen lassen und mit den Eigelben in einer großen Schüssel verrühren. Quark, Puddingpulver, Grieß, Zucker, Backpulver und 1 Prise Salz dazugeben und alles miteinander glatt rühren.

2 | Form fetten und mit Grieß ausstreuen. Eiweiße steif schlagen und vorsichtig unter die Quarkmasse heben.

3 | Teig in die Form füllen und die Beeren darauf verteilen. Im Ofen (Mitte, Umluft 180°) 1 Std. backen. Eventuell gegen Ende mit Pergamentpapier abdecken. Für die Garprobe einen Schaschlikstab in die Mitte stechen. Wenn kein Teig mehr daran klebt, ist der Kuchen fertig. Er hält sich im Kühlschrank ca. 5 Tage.

TIPP
Der Käsekuchen wird ohne Boden gebacken, das macht ihn unkompliziert und fettarm. Wer mehr Kalorien verträgt, kann die Form auch mit gehackten Mandeln ausstreuen.

◄ *im Bild vorne:* **Mini-Bananeneis** *im Bild hinten:* **Beerenkäsekuchen**

Abstill-Diät

Gesund abnehmen und abstillen

Wer stillt, braucht viel Energie. Dafür werden in der Schwangerschaft Fettdepots angelegt. Und deshalb ist der Körper auch bereit, sie wieder abzubauen. Zu schnell sollten Sie während der Stillzeit allerdings nicht abnehmen, sonst können zu viele der im Fettgewebe gespeicherten Schadstoffrückstände in die Milch gelangen. Lassen Sie die Pfunde also besser während der Abstillphase langsam, aber dauerhaft, mit gesunder Ernährung purzeln. Crash-Diäten strapazieren Körper und Nerven und sind mit Baby sowieso nicht lange durchzuhalten.

So haben Sie Erfolg

✗ **Viel trinken?**
Wer gerade abstillt, sollte nicht zu viel trinken, sonst wird die Milchproduktion wieder angekurbelt. Salbei- und Pfefferminztee hemmen die Milchbildung.

✗ **Small is beautyful**
In der Stillzeit konnten es auch mal XL-Portionen sein. Gewöhnen Sie sich beim Abstillen wieder an S-Portionen, der Energiebedarf sinkt nämlich schneller als der Hunger.

✗ **Achtung, Fertigprodukte!**
Sie enthalten meist viel Fett und Zucker, aber wenig Wertvolles. Und sie verlocken zum Snacken. In Ordnung sind TK-Gemüse und -Obst, Nudel- und Reisgerichte.

✗ **Naschen verboten?**
Genießen Sie ruhig mal ein Stückchen Schokolade. Aber legen Sie sich keine Vorräte an. Sorgen Sie lieber für einen gefüllten Obst- und Gemüsekorb und genießen Sie, wieder wirklich alles essen zu können!

✗ **Vorsicht, Reste-Falle!**
Hier ein Löffelchen Brei, da ein kleiner Rest, das summiert sich. Bringen Sie die Reste vom Babyessen lieber in Saucen oder Gemüsesuppen unter – oder werfen Sie sie weg.

✗ **Rezepte abspecken**
Die Rezepte in diesem Buch tragen dem erhöhten Energiebedarf in der Stillzeit Rechnung. Specken Sie sie ab: Ersetzen Sie Sahne, Schmand und Co. durch Milch und saure Sahne (10%), halbieren Sie die angegebenen Käsemengen, reduzieren Sie Nüsse und Kerne.

✗ **3-mal am Tag**
Ein Erwachsener ist mit drei Hauptmahlzeiten am Tag bestens versorgt. Frühstücken Sie mit Ihrem Baby, essen Sie nach ihm zu Mittag und genießen Sie das Abendessen, wenn Kleinchen schläft. Zwischendurch dürfen's Obst oder Joghurt sein. Und wenn Torte sein muss, das Abendbrot streichen.

Entspannung

1

Stärken Sie Ihr inneres Gleichgewicht. Entspannen Sie regelmäßig, wenn das Baby schläft: Legen Sie sich hin, hören Sie in Ihren Körper hinein, atmen Sie gleichmäßig ein und aus und lassen Sie allen Alltagsstress los.

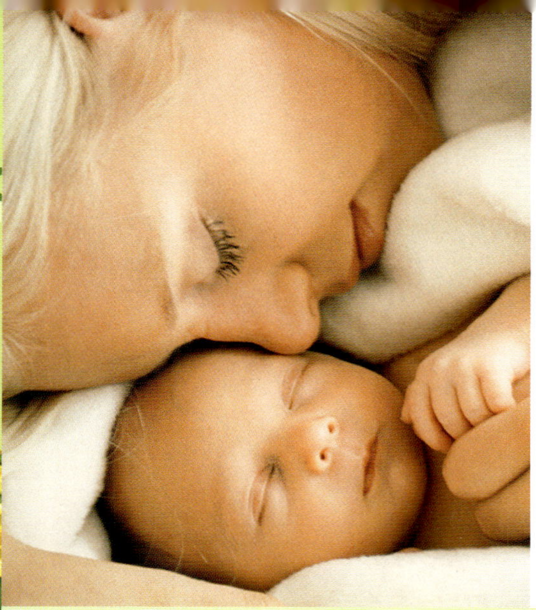

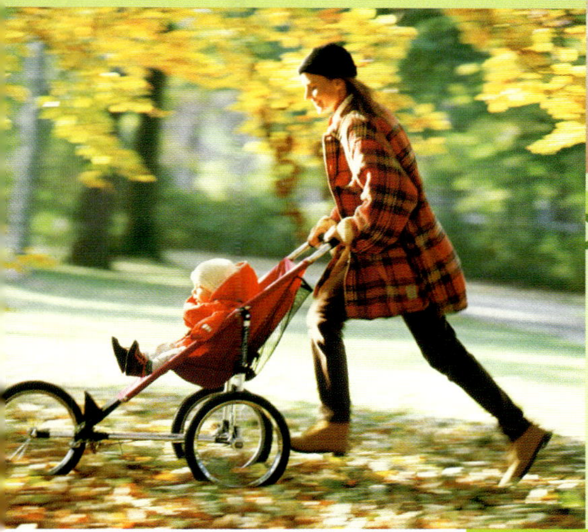

2

Regelmäßige Bewegung

Das verbraucht Kalorien und bringt die Figur in Form. Täglich ein wenig Gymnastik bringt mehr als einmal wöchentlich das Fitnessstudio. Machen Sie jeden Morgen nach dem Stillen 10 Minuten lang Ihre Lieblingsübungen aus der Rückbildungsgymnastik und gehen Sie regelmäßig stramm spazieren – mit Baby.

Ausgewogen essen

3

Essen Sie reichlich Obst, Gemüse und (Vollkorn)-Getreide; mäßig Fleisch, Eier, Milchprodukte und Fisch und wenig Fett- und Zuckerreiches; lieber kein Fast Food. Essen Sie sich bei drei festen Mahlzeiten satt .

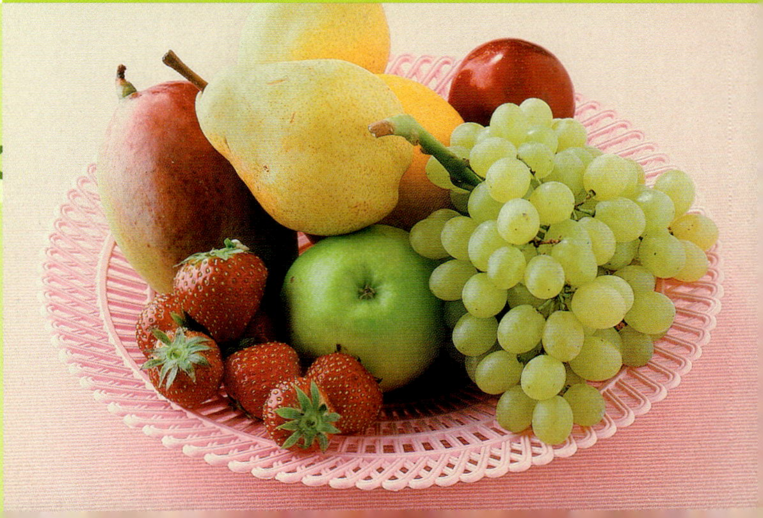

Wochenplan

Die Diätwoche

Tauschen Sie die Mahlzeiten nach Belieben aus, aber bleiben Sie bei drei festen Mahlzeiten. Sie können jede warme Mahlzeit durch die Magische Gemüsesuppe (s. Seite 58) ersetzen, um Zeit zu sparen. Kochen Sie dann gleich die doppelte Menge. Zwischendurch Obst (außer Banane und Trauben) oder rohes Gemüse knabbern. Trinken Sie ca. 1 1/2 l am Tag, am besten Wasser, aber natürlich auch Tee oder Kaffee – am besten ohne Zucker und mit Milch statt Sahne.

Still-Energie

Wer noch eine Mahlzeit am Tag stillt, darf zwei Extras zusätzlich essen! Ob Sie mehr oder weniger brauchen, zeigt die Waage.

Kleine Extras sind:

1 Banane
150 g Joghurt (1,5 % Fett)
1 Scheibe Vollkornbrot
1 Laugenbrezel
1 Tasse Suppe
1 gehäufter EL Nüsse
1 Kugel italienisches Eis
1 Latte macchiato
1 Glas reiner Fruchtsaft
1 Weinschorle

Montag

Frühstück

Topfit-Müsli von Seite 56 und
1 Glas (200 ml) Orangensaft

Mittags

Magische Gemüsesuppe (s. Seite 58) mit 1 Scheibe Brot

Extra

Möhrenrohkost: 1–2 Möhren raspeln. Mit einem Dressing aus 2 EL Orangensaft, 2 TL Öl, 1 Prise Zucker und etwas Salz und Pfeffer mischen.

Abends

Magische Gemüsesuppe von Seite 58 oder Wok-Gemüse von Seite 57 mit Krabben und 1 Scheibe Vollkornbrot oder 50 g Reis (roh gewogen). Geben Sie kurz vor Ende der Garzeit 100 g abgetropfte Krabben zum Wok-Gemüse, 2–3 Min. gar ziehen lassen.

Dienstag

Frühstück

Schinken-Brot: 2 Scheiben Vollkornbrot mit 1–2 TL Senf oder Tomatenmark bestreichen. Mit 2 Scheiben Kochschinken belegen. 1/4 Salatgurke oder Tomaten dazuessen.

Mittags

Magische Gemüsesuppe von Seite 58, dazu 1 Scheibe Vollkornbrot

Extra

Fruchtjoghurt: 150 g Naturjoghurt (1,5 % Fett) mit 1 Hand voll klein geschnittenem Obst, z.B. Apfel, Mango, Beeren oder Melone.

Abends

Pilz-Kartoffel-Pfanne von Seite 14 ohne Kürbiskerne

Mittwoch

Frühstück

Fruchtiges Brot: 2 Scheiben Vollkornbrot mit 2 EL körnigem Frischkäse (10 % Fett) und 2 TL Fruchtaufstrich belegen. Mit de Scheiben von 1 Kiwi servieren.

Mittags

Magische Gemüsesuppe von Seite 58 oder Knusper-Salat von Seite 56 mit 40 g Bergkäse in Würfeln oder Streifen von 1 Scheibe Kochschinken

Extra

Müsli-Joghurt: 100 g Naturjoghurt (1,5 % Fett) mit 2 EL ungezuckertem Müsli

Abends

Paprika-Pasta von Seite 17
Verwenden Sie zum Anbraten eine beschichtete Pfanne und nur 1 TL Öl, rühren Sie statt 2 EL süße Sahne 1 EL saure Sahne und 1 EL fettarme Milch unter.

)onnerstag

rühstück
'aprese-Brot: 50 g Moz-arella und 1 Tomate in ;cheiben schneiden. große Scheibe Vollkorn-rot mit 1 TL Pesto be-treichen. Mit Mozzarella ınd Tomaten belegen ur d lles mit Salz und Pfeffer vürzen.

Aittags
Ailchreis von Seite 21, us fettarmer Milch und hne Mandeln. Statt Korn-ott können Sie auch)bstsalat dazuessen.

xtra
Banane

bends
'ellkartoffeln mit Paprika-lip von Seite 57. Dazu ;ibt's grünen Salat mit inem Dressing aus 1 EL pfelessig, 2 EL Apfelsaft ınd 1/2 EL Öl. Mit Salz ınd Pfeffer würzen.

Freitag

Frühstück
Topfit-Müsli von Seite 56

Mittags
Spinat-Lachs-Fladenbrot von Seite 13. Dazu Tomatensalat aus 3 Tomaten und dem Salatdressing vom Donnerstag, gewürzt mit etwas Basilikum.

Extra
Frucht-Buttermilch-Shake: 200 ml Buttermilch mit 50 g TK-Beeren und 1/2 TL Zucker pürieren.

Abends
1/2 Rezept Geschnetzeltes mit Zuckerschoten von Seite 29. Braten Sie das Fleisch in nur 1 TL Öl in einer beschichteten Pfanne an, verwenden Sie Gemüse- statt Hühnerbrühe, 1 TL saure Sahne statt der süßen Sahne und lassen Sie die Mandelblättchen weg. Dazu gibt's 50 g Bandnudeln oder 1 Scheibe Vollkornbrot.

Samstag

Frühstück
Quarkbrot mit Obstsalat: 1/2 Apfel, 1/2 Banane, 1 Orange klein schneiden oder 1 Hand voll Beeren verwenden und mit etwas Zitronensaft mischen. Dazu 1 Scheibe Vollkornbrot mit 1 EL Magerquark und 1 TL Fruchtaufstrich bestreichen.

Mittags
Grünkern-Risotto von Seite 17. Verwenden Sie nur 1 TL Öl zum Anbraten und mischen Sie am Ende 1 EL geriebenen Parmesan statt Mozzarella unter.

Extra
Herzhaftes Knäcke: 1 Scheibe Knäckebrot mit etwas Senf bestreichen, mit 1 Scheibe Bierschinken und 2 Gewürzgurken belegen.

Abends
Fisch in Folie, die Variante von Seite 58. Dazu 3 mittelgroße Salzkartoffeln kochen.

Sonntag

Frühstück
Rührei auf Toast: 1 Ei mit etwas Milch (1,5 % Fett) verquirlen und mit Salz und Pfeffer würzen. 1 TL Butter in einer beschichteten Pfanne erhitzen und das Ei darin zum Rührei braten. Mit 1 EL Schnittlauchröllchen bestreuen. Dazu gibt's 2 Scheiben Vollkorntoast und 1 Tomate.

Mittags
2 Stück Beeren-Käsekuchen von Seite 51, dazu ein Latte macchiato

Extra
Obst-Quark: 100 g Magerquark mit 1 Schuss Mineralwasser cremig aufschlagen und mit einer Hand voll klein geschnittenem Obst (z.B. Erdbeeren, Heidelbeeren, Birne oder Banane) mischen.

Abends
Putenpäckchen von Seite 58, dazu 50 g Reis nach Packungsangabe zubereiten.

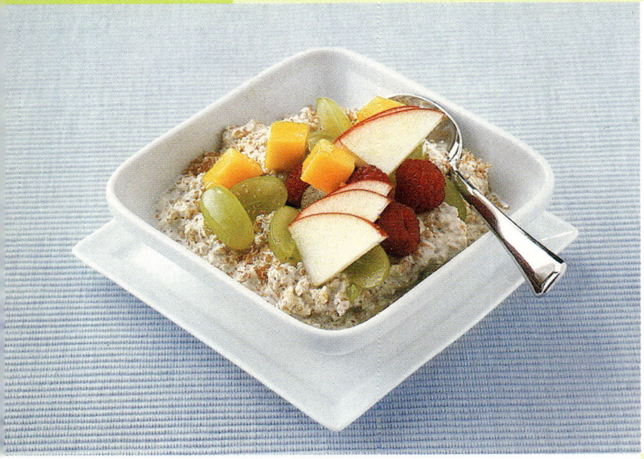

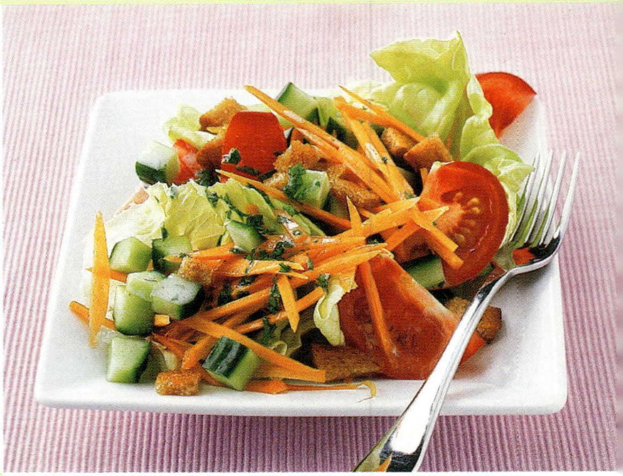

Topfit-Müsli

FÜR 1 PERSON

➤ 1 kleine reife Banane | 1 EL neutrale Hefeflocken | 150 g Joghurt (1,5 % Fett) 1 Hand voll Obst (Apfel, Beeren, Trauben, Mango) | 3 EL Hirse- oder Haferflocken | 1 EL Weizenkleie

Zubereitung: 10 Min.

➤ Ca.: 255 kcal, 11 g EW, 6 g F, 42 g KH

1 | Banane schälen, grob zerteilen, mit den Hefeflocken und dem Joghurt pürieren.

2 | Obst waschen, je nach Art vorbereiten und klein schneiden. Joghurt mit Früchten und den Flocken sowie der Weizenkleie mischen.

Knusper-Salat

FÜR 1 PERSON

➤ 1 Scheibe altbackenes Brot | 1/4 Kopf Salat | 1 Möhre | 2 Tomaten 1/4 Salatgurke | 100 ml Buttermilch 1 EL Öl | 1 EL Zitronensaft | 1 TL Honig Salz | Pfeffer | 2 EL gehackte Petersilie

Zubereitung: 15 Min.

➤ Ca.: 245 kcal, 6 g EW, 11 g F, 29 g KH

1 | Brot kräftig toasten und würfeln. Salat waschen, putzen und in Stücke zupfen. Gemüse waschen. Möhre schälen und grob raspeln, Tomaten vierteln, Gurke würfeln.

2 | Buttermilch, Öl, Zitronensaft und Honig verrühren, salzen und pfeffern. Petersilie, Salat und Gemüse mit dem Dressing mischen. Mit den Brotwürfeln bestreuen.

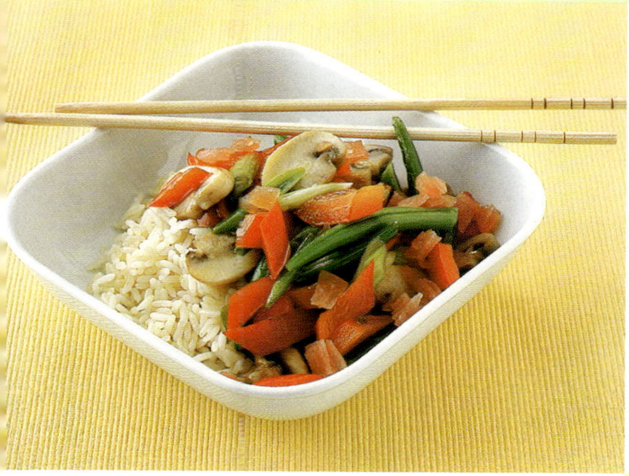

Wok-Gemüse

FÜR 1 PERSON

➤ 2 Frühlingszwiebeln | 100 g Bohnen
1 rote Paprikaschote | 1 Stück Ingwer (3 cm) | 100 g Champignons
1 TL Rapsöl | Sojasauce | Pfeffer
50 g Putenschinken

Zubereitung: 25 Min.
➤ Ca.: 180 kcal, 19 g EW, 7 g F, 11 g KH

1 | Gemüse waschen und putzen. Zwiebeln in feine Ringe, Bohnen in Stücke schneiden. Paprika würfeln. Ingwer schälen und fein würfeln. Champignons putzen und in Scheiben schneiden.

2 | Öl im Wok erhitzen. Zwiebeln und Ingwer anbraten. Gemüse 10 Min. pfannenrühren. Mit Sojasauce und Pfeffer abschmecken. Schinken klein würfeln und unterheben Mit 1 Scheibe Brot oder Reis servieren.

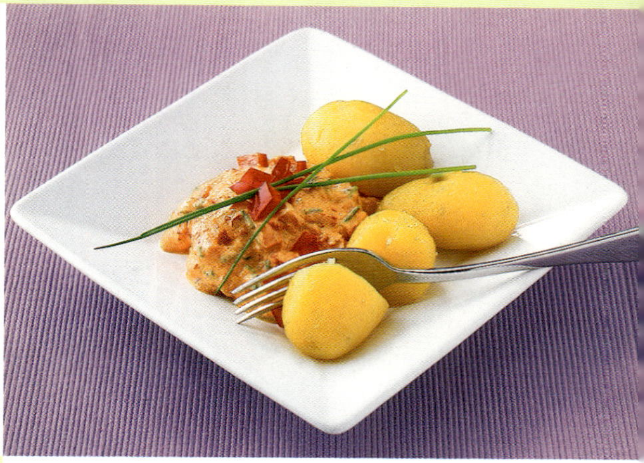

Kartoffeln mit Paprikadip

FÜR 1 PERSON

➤ 250 g Kartoffeln | Salz | 1 kleine rote Paprika | 150 g Magerquark
1 TL Rapsöl | Mineralwasser
2 EL Ayvar (Glas) | Pfeffer
2 El Schnittlauchröllchen

Zubereitung: 20 Min.
➤ Ca.: 330 kcal, 27 g EW, 6 g F, 41 g KH

1 | Kartoffeln waschen und mit Schale in 20 Min. in wenig Salzwasser gar kochen.

2 | Inzwischen Paprika waschen, putzen und klein würfeln. Quark mit Öl, 1 Schuss Mineralwasser und Ayvar mischen. Salzen und pfeffern, Paprika unterheben. Mit Schnittlauch bestreuen und zu den Pellkartoffeln servieren.

eiweißreich

Puten-Päckchen

FÜR 1 PERSON

- **150 g Putenbrustfilet**
  Salz | Pfeffer
  4 Cocktailtomaten
  1 kleiner Zucchino
  einige Salbeiblätter
  1 EL Pesto (Glas)

Zubereitung: 10–15 Min.
Garzeit: 35–45 Min.

- Pro Portion ca.: 215 kcal, 41 g EW, 8 g F, 8 g KH

1 | Backofen auf 200° vorheizen. Putenbrustfilet kalt abspülen und trockentupfen. Von beiden Seiten salzen und pfeffern und auf ein großes Stück Alufolie legen.

2 | Gemüse waschen und putzen. Tomaten halbieren, Zucchino klein würfeln. Mit den Salbeiblättern auf der Putenbrust verteilen. Mit Pesto beträufeln. Die Alufolie rundherum fest verschließen.

3 | Paket aufs Backblech legen und im Ofen (Mitte, Umluft 180°) 35–45 Min. garen. Das Päckchen mit 1 Vollkornbrötchen oder 200 g Pellkartoffeln servieren.

- Variante
  Fische in Folie
  150 g Fischfilet mit Ringen von 1 Stange Lauch, Pesto und Salbei einpacken.

auf Vorrat | vitaminreich

Magische Gemüsesuppe

FÜR 4 PORTIONEN

- **1 Gemüsezwiebel**
  1/2 Kopf Weißkohl
  4 Möhren (300 g)
  1 Salatgurke
  5 Stangen Staudensellerie
  2 rote Paprikaschoten
  2 EL Rapsöl
  Salz | Pfeffer
  Paprikapulver
  1 l Tomatensaft
  1/2 l Möhrensaft
  200 g rote Linsen
  1 TL Rosmarinnadeln
  einige Salbeiblätter
  Hefewürzflocken

Zubereitung: 1 Std.

- Pro Portion ca.: 345 kcal, 19 g EW, 7 g F, 51 g KH

1 | Zwiebel schälen und klein würfeln. Gemüse waschen, putzen und alles in kleine Würfel bzw. feine Streifen oder Scheiben schneiden.

2 | Öl in einem großen Topf erhitzen, Zwiebel und Paprika darin kurz andünsten. Gemüse außer Kohl zugeben und 5 Min. mitdünsten. Mit Salz, Pfeffer und Paprika würzen.

3 | Tomaten- und Möhrensaft zugießen, Kohl, Linsen und Kräuter zugeben und alles aufkochen lassen. Dann 15 Min. köcheln lassen. Mit Hefeflocken abschmecken.

4 | Die Suppe hält sich im Kühlschrank 4 Tage, eingefroren etwa 4 Monate. Wärmen Sie sich jeweils 1 Portion auf. Sie dürfen dabei je 1 EL saure Sahne oder 1 EL Parmesan oder 1 TL Pesto oder 100 g Fischfilet oder 100 g Putenbrust dazugeben.

- Varianten: Die Suppe mit Brokkoli- oder Blumenkohlröschen, Erbsen, Knollensellerie, Kohlrabi oder Chinakohl kochen.
  Schneller geht's mit TK-Gemüse.

im Bild vorne: Magische Gemüsesuppe *im Bild hinten:* Puten-Päckchen

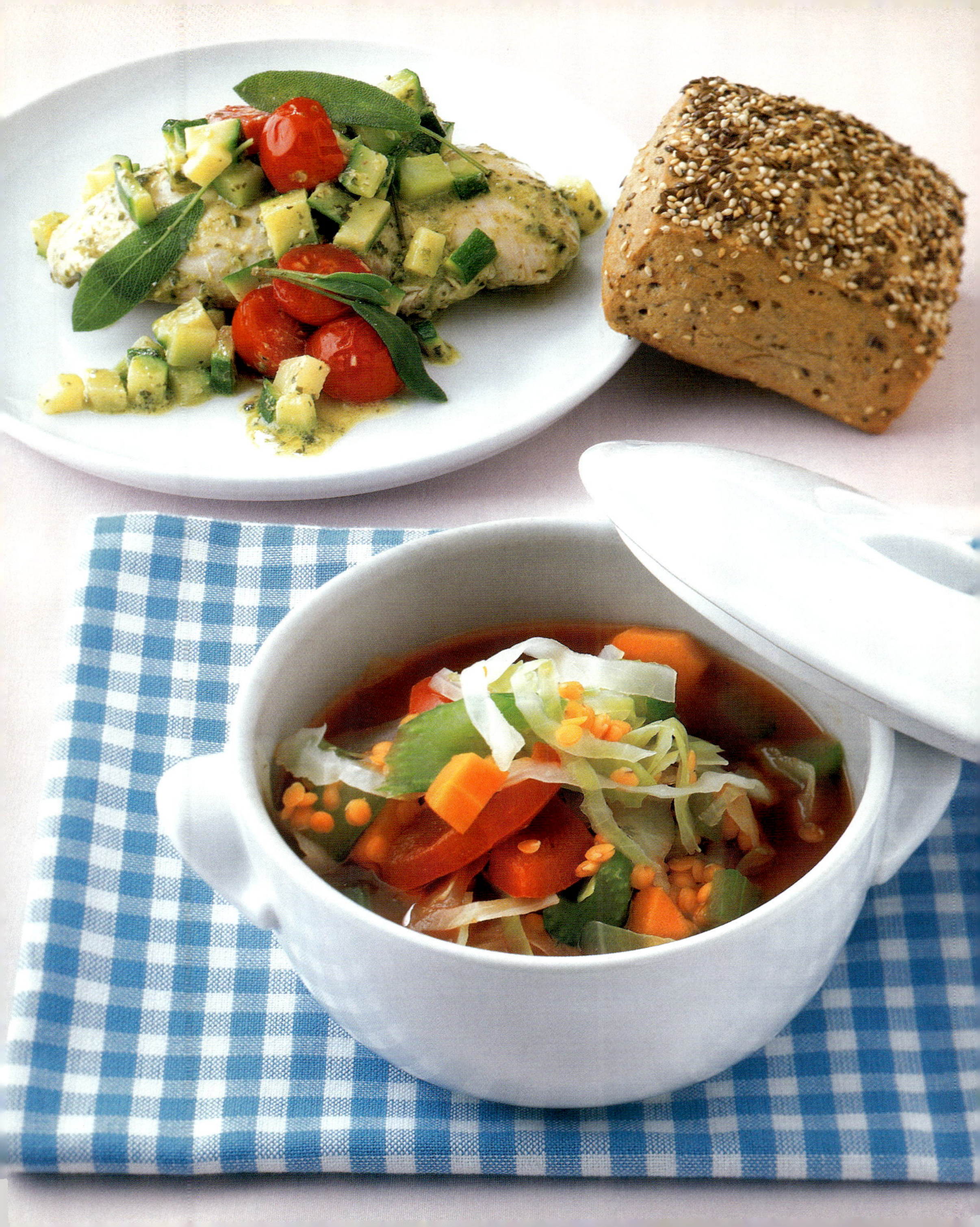

Sachregister

Rezeptregister

Zum Gebrauch
Damit Sie Rezepte mit bestimmten Zutaten noch schneller finden können, stehen in diesem Register zusätzlich auch beliebte Zutaten wie Kartoffeln oder Rindfleisch – ebenfalls geordnet und **halbfett** gedruckt – über den entsprechenden Rezepten.

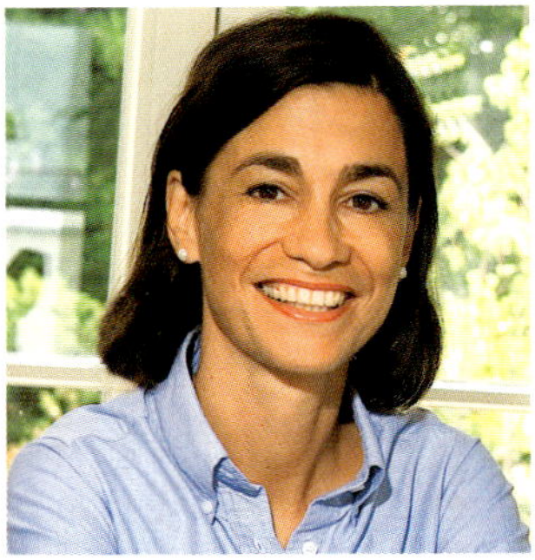

Die Autorin

Dagmar Freifrau von Cramm
Die Freiburger Ernährungswissenschaftlerin ist GU-Top-Autorin für alle Themen rund um Kinder, Jugendliche und Ernährung. Als Mutter von drei Kindern bringt sie nicht nur akademische, sondern auch familiäre Erfahrungen in ihre liebevoll recherchierten und formulierten Bücher ein. Sie ist Mitglied des Präsidiums der Deutschen Gesellschaft für Ernährung. Als Journalistin schreibt sie unter anderem für die Zeitschrift Eltern. Über die Autorentätigkeit hinaus ist Dagmar von Cramm als Moderatorin und Referentin in Expertenrunden in Funk und Fernsehen (ARD Buffet, Kinderkanal, SWR etc.) bekannt.

Der Fotograf

Jörn Rynio arbeitet als Fotograf in Hamburg, für nationale und internationale Zeitschriften, Buchverlage und Werbeagenturen. Alle Rezeptfotos stammen von ihm, unterstützt von Foodstylistin Martina Mehldau.

Bildnachweis

S. 4: © 2003 Estate of Pablo Picasso/Artists Rights Society (ARS), New York; Titelbild, S. 5, 6, 7: Antje Anders; S. 53 oben: Zefa; S. 53 Mitte: Getty Images; alle anderen: Jörn Rynio, Hamburg

Programmleitung: Doris Birk
Leitende Redakteurin:
Birgit Rademacker
Redaktion:
Sabine Sälzer, Cora Wetzstein
Lektorat:
Adelheid Schmidt-Thomé
Korrektorat: Mischa Gallé
Layout, Typografie und Umschlaggestaltung:
Independent Medien Design, München
Satz: Uhl + Massopust, Aalen
Herstellung: Gloria Pall
Reproduktion:
Repro Ludwig, Zell am See
Druck und Bindung:
Kaufmann, Lahr

ISBN 978-3-7742-6895-1

3. Auflage 2008

GRÄFE UND UNZER
Ein Unternehmen der
GANSKE VERLAGSGRUPPE

Unsere Garantie

Alle Informationen in diesem Ratgeber sind sorgfältig und gewissenhaft geprüft. Sollte dennoch einmal ein Fehler enthalten sein, schicken Sie uns das Buch mit dem entsprechenden Hinweis an unseren Leserservice zurück. Wir tauschen Ihnen den GU-Ratgeber gegen einen anderen zum gleichen oder ähnlichen Thema um.

Liebe Leserin und lieber Leser,

wir freuen uns, dass Sie sich für ein GU-Buch entschieden haben. Mit Ihrem Kauf setzen Sie auf die Qualität, Kompetenz und Aktualität unserer Ratgeber. Dafür sagen wir Danke! Wir wollen als führender Ratgeberverlag noch besser werden. Daher ist uns Ihre Meinung wichtig. Bitte senden Sie uns Ihre Anregungen, Ihre Kritik oder Ihr Lob zu unseren Büchern. Haben Sie Fragen oder benötigen Sie weiteren Rat zum Thema? Wir freuen uns auf Ihre Nachricht!

Wir sind für Sie da!
Montag – Donnerstag: 8.00 – 18.00 Uhr;
Freitag: 8.00 – 16.00 Uhr
Tel.: 0180-5 00 50 54*
Fax: 0180-5 01 20 54*
E-Mail:
leserservice@graefe-und-unzer.de
*(0,14 €/Min. aus dem dt. Festnetz/ Mobilfunkpreise können abweichen.)

P.S.: Wollen Sie noch mehr Aktuelles von GU wissen, dann abonnieren Sie doch unseren kostenlosen GU-Online-Newsletter und/oder unsere kostenlosen Kundenmagazine.

GRÄFE UND UNZER VERLAG
Leserservice
Postfach 86 03 13
81630 München

MILCHPRODUKTE LIEFERN KALZIUM

- Ihre Knochen dienen als »Lager« für Ihre Milch, wenn Sie zu wenig Kalzium tanken.
- Milch wirkt milchbildend, beruhigend und antidepressiv.
- 1 Stück Käse, abends gegessen, gibt einen optimalen Kalziumschub.
- Joghurt stärkt Darmflora und Immunabwehr.

Wohlbefinden für Mutter und Kind

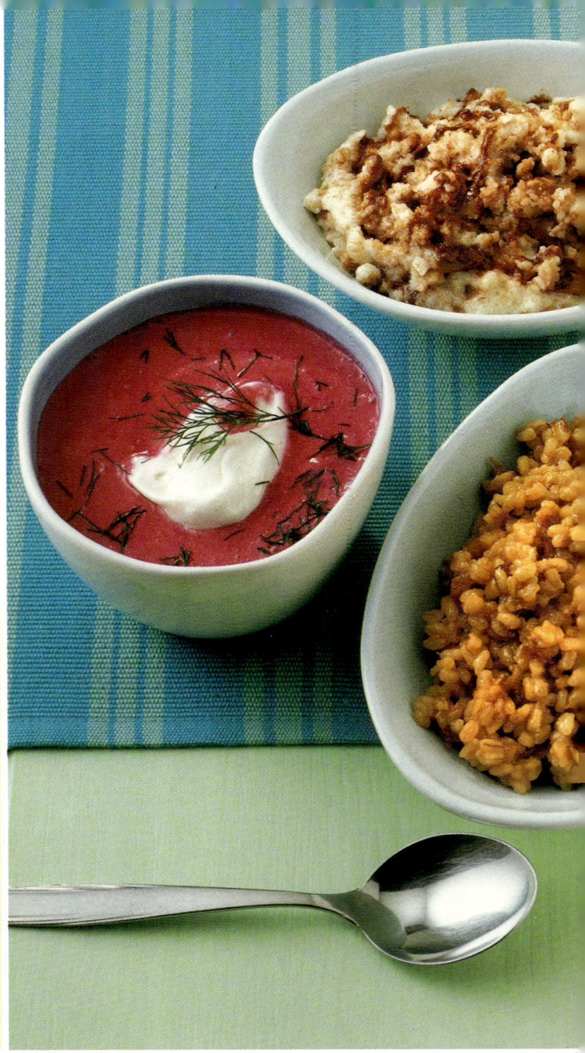

SEEFISCH FÜR JOD

- Jodmangel bei der Mutter ist auch ein Risiko für das Neugeborene, denn er behindert die Entwicklung des Gehirns.
- Nur Meeresfische – Schellfisch, Seelachs, Lachs, Makrele, Hering – haben viel Jod.
- Benutzen Sie in der Küche jodiertes Speisesalz, mit Folsäure angereichert.
- Bevorzugen Sie Brot mit Jodsalz.

DUNKLES FLEISCH FÜR EISEN

- Eisen sorgt für Vitalität und Wachstum. Ihre Vorräte sind rasch erschöpft.
- Fleisch ist der beste Eisenlieferant. Je dunkler es ist, desto mehr Eisen enthält es: Rind, Lamm, Wild, Strauß.
- Leber ist der Spitzenreiter – auch Leberwurst und -pastete sind prima.

GETREIDE BAUT AUF

- Es wirkt milchbildend.
- Haferflocken beruhigen den Magen und machen glücklich.
- Gerstengraupen sättigen auf milde Art.
- Baby-Getreideflocken ohne Zusätze sind ideal zum Binden von Suppen und Saucen.
- Getreidekaffee ist ideal für Kaffeefans.